I0446253

L'infirmier

en Radiologie

Le Guide complet

ALEXANDRE CAREWELL

Table des matières

« La Radiologie : où l'on prend des selfies internes pour voir si tout est bien en place à l'intérieur ! »

Introduction:

Avant-propos : Pourquoi ce livre?

La radiologie, cette vaste étendue d'ondes invisibles, d'images mystérieuses et de techniques innovantes, est bien plus qu'une simple série d'examens médicaux. Elle est la fenêtre à travers laquelle la médecine contemporaine regarde pour comprendre, diagnostiquer et, finalement, guérir. Au cœur de ce domaine en constante évolution se trouvent les infirmières en radiologie, véritables piliers de ce monde médical souvent méconnu.

Ce livre est né d'une passion et d'un désir ardent d'éclairer le parcours unique, mais ô combien gratifiant, de ces professionnels. À une époque où la technologie évolue à une vitesse vertigineuse, où chaque jour voit l'émergence de nouvelles techniques et approches, il est crucial de posséder un guide fiable, ancré dans la réalité quotidienne de ces infirmières.

Alors, pourquoi ce livre en particulier? Tout d'abord, parce qu'il vise à combler un vide. Bien que la littérature médicale regorge d'ouvrages sur diverses spécialités, rares sont ceux qui s'attardent véritablement sur le rôle et les défis spécifiques aux infirmières en radiologie. Ce livre est une ode à leur dévouement, un témoignage de leur expertise, et surtout, un outil pour tous ceux qui souhaitent suivre leurs pas.

De plus, ce n'est pas seulement un livre de théorie. Il est basé sur des récits réels, des expériences vécues, des épreuves surmontées et des victoires célébrées. Il offre un regard sincère sur ce que signifie être infirmière en radiologie, des premiers pas hésitants d'un novice aux défis complexes rencontrés par les vétérans du domaine.

Enfin, à travers ses pages, ce livre aspire à encourager, à inspirer et à guider. Que vous soyez étudiant, novice ou professionnel aguerri, il a été conçu pour vous. Pour vous rappeler pourquoi vous avez choisi cette voie, pour vous montrer tout ce que vous pouvez accomplir, et pour vous assurer que, quelles que soient les défis à venir, vous n'êtes jamais seul.

Bonne lecture à vous, et bienvenue dans l'univers fascinant de la radiologie à travers les yeux de ceux qui la vivent chaque jour.

La radiologie : Un monde invisible révélé

Derrière les murs des hôpitaux, dans les coulisses de la médecine, se cache une dimension où l'invisible devient palpable, où l'inconnu est dévoilé et où la magie rencontre la science. C'est le royaume de la radiologie, une discipline qui a transformé l'art de diagnostiquer et de soigner, en nous permettant de voyager à l'intérieur même du corps humain sans la moindre incision.

Imaginez un monde où l'on peut voir les battements du cœur d'un enfant avant même sa naissance, détecter une tumeur à ses premiers stades de développement ou visualiser les intrications des vaisseaux sanguins qui parcourent notre cerveau. C'est un univers qui pourrait aisément appartenir à un conte fantastique, mais c'est en réalité le quotidien des professionnels de la radiologie.

Bien que la radiologie ait été considérée autrefois comme une simple branche auxiliaire de la médecine, elle s'est érigée au fil des décennies comme l'une de ses pierres angulaires. Par ses avancées technologiques constantes, elle est devenue non seulement un outil diagnostique, mais aussi thérapeutique, changeant ainsi la vie de millions de personnes à travers le monde.

Mais qu'est-ce qui rend la radiologie si spéciale, si unique? C'est peut-être sa capacité à dévoiler l'invisible, à rendre l'intangible tangible. Alors que nos sens naturels ont leurs limites, la radiologie les transcende, nous offrant une vision presque surhumaine de notre propre corps. Chaque image produite est un récit, une histoire qui parle de santé, de maladie, de guérison ou parfois de mystère.

Au cœur de ce monde se trouvent les radiologues, ces détectives médicaux, et les infirmières en radiologie, ces gardiens bienveillants du patient. Ils sont les interprètes de ces récits visuels, traduisant chaque ombre, chaque nuance, chaque contraste en un langage que le reste du monde médical peut comprendre et utiliser.

Mais au-delà de la technique, la radiologie est aussi un art. Il faut un œil aiguisé pour distinguer les subtilités, une main habile pour guider les instruments, et un cœur compatissant pour soutenir et rassurer le patient pendant l'examen. C'est une danse délicate entre la machine et l'homme, entre la technologie et l'empathie.

Alors, la prochaine fois que vous entendrez le mot "radiologie", pensez à cet univers étonnant où l'invisible est révélé, où chaque image est une histoire, et où la science se mêle à l'humanité pour mieux comprendre et soigner. La radiologie n'est pas seulement une spécialité médicale, c'est une fenêtre sur le miracle intérieur de la vie.

Comment utiliser ce livre : Un guide pour les professionnels en herbe

L'entrée dans le monde de la radiologie, avec son jargon technique, ses machines imposantes et ses protocoles stricts, peut sembler décourageante. Mais ne vous inquiétez pas, vous avez entre vos mains l'outil idéal pour naviguer en toute confiance dans cette mer d'informations. Voici quelques conseils pour utiliser ce livre au mieux de ses capacités et maximiser votre apprentissage.

1. Commencez par le commencement.
Bien que cela puisse paraître évident, il est essentiel de commencer par les bases. Familiarisez-vous avec l'histoire de la radiologie, les principaux concepts et les fondamentaux. Cela vous fournira une base solide sur laquelle construire votre connaissance.

2. Ne précipitez pas votre lecture.

La radiologie est une discipline complexe, et chaque chapitre de ce livre est conçu pour approfondir une facette spécifique. Prenez le temps de digérer chaque section, de relire si nécessaire, et surtout, d'appliquer ce que vous apprenez dans votre environnement de travail.

3. Utilisez les études de cas.

À travers le livre, vous trouverez des études de cas réelles qui mettent en évidence des situations concrètes rencontrées dans le monde de la radiologie. Ces études ne sont pas simplement des anecdotes, mais des outils d'apprentissage. Analysez-les, discutez-en avec vos collègues et utilisez-les comme point de départ pour la réflexion et le débat.

4. Pratiquez la réflexion autonome.

Chaque chapitre se termine par une série de questions et de réflexions. Ne les négligez pas. Prenez un moment pour répondre, pour vous questionner, pour intégrer pleinement le contenu. Ces instants de réflexion personnelle renforceront votre compréhension.

5. Collaborez et partagez.

La radiologie, comme toute discipline médicale, est un effort collectif. Partagez ce que vous apprenez avec vos collègues, posez des questions, créez des groupes d'étude. En vous entourant de personnes partageant les mêmes aspirations, vous enrichirez votre expérience d'apprentissage.

6. Revenez souvent.

Ce livre n'est pas conçu pour être lu une fois puis rangé sur une étagère. Comme vous progresserez dans votre carrière, vous découvrirez que certaines sections deviennent plus pertinentes, d'autres nécessitent une relecture. Gardez-le à portée de main et utilisez-le comme une ressource continue.

7. Impliquez-vous activement.

La meilleure façon d'apprendre est de faire. Mettez en pratique vos connaissances, engagez-vous dans des projets de recherche, assistez à des conférences, et cherchez constamment à élargir votre horizon.

Ce livre est plus qu'une simple source d'information. C'est un compagnon, un mentor en papier, conçu pour vous guider à chaque étape de votre parcours en radiologie. Chaque page est une invitation à la découverte, chaque chapitre un pas de plus vers l'excellence professionnelle. Alors, chers professionnels en herbe, ouvrez grand les yeux, plongez-vous dans ce trésor de connaissances, et préparez-vous à éclairer le monde invisible de la radiologie.

Chapitre 1 :
PLONGÉE DANS L'UNIVERS DE LA RADIOLOGIE

Historique de la radiologie : Des rayons X à l'IRM

Dans la grande saga de la médecine, la radiologie occupe une place unique. C'est une histoire d'innovation, de découvertes accidentelles, de pionniers audacieux, et de l'évolution constante de notre capacité à voir au-delà de la surface. De la découverte des rayons X à l'avènement de l'IRM, embarquez pour un voyage fascinant à travers le temps.

Au commencement étaient les rayons X
En 1895, Wilhelm Conrad Röntgen, un physicien allemand, fit une découverte qui allait révolutionner le monde de la médecine. Alors qu'il expérimentait avec des tubes cathodiques, il nota une lueur fluorescente provenant d'un écran à proximité. Intrigué, il poursuivit ses investigations et découvrit les rayons X, capables de pénétrer la matière et de produire des images sur une plaque photographique. L'image la plus célèbre de cette époque est celle de la main de sa femme, montrant clairement les os. La radiologie était née.

La première guerre mondiale : champ de bataille et terrain d'innovation
Avec la Grande Guerre, la nécessité de localiser rapidement les balles et les éclats d'obus dans le corps des soldats fit de la radiologie un outil médical essentiel. Les "Petites Curies", des unités mobiles de radiographie, furent déployées sur le front, marquant une étape cruciale

dans la reconnaissance de l'importance de la radiologie dans le soin aux patients.

Les années d'après-guerre : expansion et spécialisation

Les décennies qui suivirent virent une croissance exponentielle dans l'utilisation des rayons X en médecine. Les équipements devinrent plus sophistiqués, permettant des images de meilleure qualité. La fluoroscopie fit son apparition, offrant des images en temps réel.

L'avènement de la tomographie

Dans les années 1970, la tomographie axiale informatisée (TDM ou CT scan) révolutionna la radiologie. Grâce à l'utilisation d'ordinateurs, il était désormais possible d'obtenir des images tridimensionnelles du corps, fournissant des détails inégalés jusqu'alors.

L'ère de l'IRM

La décennie suivante fut marquée par l'introduction de l'Imagerie par Résonance Magnétique (IRM). Au lieu des rayons X, l'IRM utilise des champs magnétiques et des ondes radio pour produire des images détaillées, en particulier des tissus mous. Sa capacité à visualiser le cerveau et d'autres organes internes avec une précision exceptionnelle en a fait un outil inestimable.

Vers l'avenir : innovations et horizons nouveaux

Aujourd'hui, la radiologie continue d'évoluer à un rythme effréné. De nouvelles techniques, comme l'imagerie par résonance magnétique fonctionnelle (IRMf) et la tomographie par émission de positons (TEP), ouvrent de nouveaux horizons dans la compréhension et le traitement des maladies.

En rétrospective, la trajectoire de la radiologie est vraiment étonnante. De ses débuts modestes avec les rayons X à la technologie de pointe d'aujourd'hui, elle est le reflet de notre quête incessante pour comprendre le corps humain, pour voir l'invisible, et pour apporter des soins meilleurs et plus efficaces à tous. La radiologie, par son histoire, est un témoignage vivant de la capacité de l'humanité à innover et à transcender ses limites. Et qui sait ce que l'avenir nous réserve?

L'infirmière en radiologie :
Rôle, responsabilités et journée type

L'infirmière en radiologie est souvent l'âme cachée du service, assurant un lien essentiel entre la technique et le patient. Sa mission ne se réduit pas à l'administration de soins infirmiers classiques. Elle s'insère au cœur d'un environnement technologique avancé, et son rôle demande autant de compétence clinique que d'humanité.

Le rôle de l'infirmière en radiologie
Dans le monde de la radiologie, l'infirmière est un pivot central. Elle prépare le patient pour l'examen, assure son confort, gère parfois les produits de contraste, surveille sa santé durant la procédure et le prend en charge à la sortie. Elle est également un intermédiaire entre le patient et le radiologue, traduisant en termes simples les informations complexes pour rassurer et informer le patient.

Responsabilités clés
   Préparation du patient : L'infirmière recueille les antécédents médicaux, s'assure que le patient n'a pas de contre-indication à l'examen, et lui explique la procédure à venir.
   Gestion des produits de contraste : Pour certaines radiographies, des agents de contraste sont nécessaires. L'infirmière vérifie les allergies, prépare et administre parfois ces produits, et surveille les éventuelles réactions.
   Surveillance continue : Durant l'examen, l'infirmière surveille les signes vitaux du patient, et intervient en cas d'anomalie ou de malaise.

21

Soins post-examen : Après l'examen, l'infirmière s'assure que le patient se sent bien, donne des conseils post-soins si nécessaire, et le prépare pour le départ.

Journée type d'une infirmière en radiologie

8h00 - Arrivée et tour d'inspection de la salle de radiologie. Vérification des équipements et préparation des produits nécessaires pour la journée.

8h30 - Accueil du premier patient. Entretien pré-examen, préparation, et mise en place pour la radiographie.

9h15 - Administration d'un produit de contraste pour un scanner. Surveillance du patient durant l'examen.

10h00 - Prise en charge d'un patient anxieux. Discussion, rassurance, et mise en confiance avant son IRM.

11h30 - Pause déjeuner rapide.

12h00 - Assistance lors d'une procédure interventionnelle, comme une biopsie guidée par radiographie.

13h30 - Soins post-examen pour plusieurs patients.

14h15 - Formation continue : apprentissage d'une nouvelle technique ou d'un nouvel équipement avec l'équipe.

15h00 - Accompagnement d'un enfant pour une radiographie. Utilisation de techniques de distraction pour faciliter l'examen.

16h30 - Derniers patients de la journée.

17h00 - Nettoyage et désinfection de la salle. Préparation pour le lendemain.

17h30 - Départ.

Au-delà de ces tâches, ce qui caractérise vraiment l'infirmière en radiologie est sa capacité à allier expertise technique et compétence humaine. Chaque patient est unique, avec ses inquiétudes et ses besoins, et l'infirmière est là pour rendre son expérience la plus agréable possible. Dans un monde où la machine est omniprésente, l'humain reste au centre de tout. Et c'est là que l'infirmière en radiologie brille véritablement.

Le langage de la radiologie : Lexique des termes et abréviations essentiels

La radiologie possède son propre jargon, un mélange d'expressions techniques, de termes médicaux et d'abréviations. Pour l'infirmière en radiologie, la maîtrise de ce langage est indispensable. Voici un aperçu des termes et abréviations clés qui peuplent le quotidien du service de radiologie.

Termes essentiels :

Radiographie : Technique d'imagerie médicale utilisant des rayons X pour visualiser l'intérieur du corps, notamment les os.

Scanner (ou TDM) : Tomographie axiale informatisée. Technique d'imagerie produisant des images tridimensionnelles du corps.

IRM : Imagerie par Résonance Magnétique. Technique utilisant des champs magnétiques pour obtenir des images détaillées des tissus mous.

Fluoroscopie : Technique permettant de visualiser des structures internes en temps réel grâce à des rayons X.

Produit de contraste : Substance administrée au patient pour améliorer la visibilité de certaines structures ou fluides lors d'une imagerie.

Biopsie guidée : Prélèvement de tissu réalisé avec l'aide d'une technique d'imagerie pour cibler précisément la zone concernée.

Abréviations courantes :

AP : Antéro-postérieur (direction dans laquelle les rayons X passent à travers le corps).

PA : Postéro-antérieur (opposé de l'AP).

LL : Latéral gauche (vue de côté, côté gauche).

RL : Latéral droit (vue de côté, côté droit).

- **DV :** Dorso-ventral (des dos vers le ventre).
- **VD :** Ventro-dorsal (du ventre vers le dos).
- **TDM :** Tomodensitométrie (équivalent français de CT scan).
- **FOV :** Field of View (champ de vision en IRM).
- **PACS :** Picture Archiving and Communication System (système d'archivage et de communication d'images).
- **TE :** Temps d'écho (paramètre en IRM).
- **TR :** Temps de répétition (autre paramètre en IRM).

Il est important de noter que la liste ci-dessus n'est pas exhaustive et que la radiologie est un domaine en constante évolution. De nouveaux termes et abréviations voient régulièrement le jour avec l'avènement de nouvelles technologies et techniques.

Maîtriser ce lexique permet à l'infirmière en radiologie de communiquer efficacement avec l'équipe médicale, de comprendre les demandes et les besoins spécifiques des examens, et d'expliquer les procédures aux patients de manière claire. C'est la clé pour naviguer avec assurance dans l'univers fascinant, mais parfois déroutant, de la radiologie.

Chapitre 2 :
SÉCURITÉ AVANT TOUT

Les principes de la radioprotection : Pourquoi c'est important?

Dans le monde luminescent de la radiologie, la radioprotection est la sentinelle silencieuse. Elle veille à ce que le miracle de voir à travers le corps humain ne se transforme pas en malédiction pour ceux qui y travaillent ou pour les patients qui en bénéficient. Comprendre l'importance de la radioprotection est primordial pour tout professionnel évoluant dans ce domaine, surtout pour les infirmières en radiologie, qui sont souvent le premier point de contact pour les patients.

L'essence de la radioprotection :
La radioprotection, comme son nom l'indique, vise à protéger des effets nocifs des rayonnements ionisants. Ces rayonnements, bien que bénéfiques pour le diagnostic et certains traitements, peuvent avoir des effets délétères sur les tissus biologiques.
Pourquoi c'est crucial :

Protection des patients : Un dosage incorrect ou une exposition inutile aux rayonnements peut augmenter le risque de lésions cellulaires ou de cancer à long terme.

Protection du personnel : Les professionnels de santé, étant régulièrement à proximité des sources de rayonnement, sont à risque. Une protection adéquate et une bonne formation réduisent ce risque.

Responsabilité légale et éthique : Les normes de radioprotection sont encadrées par des lois et des directives. Les négliger peut avoir des conséquences juridiques et éthiques.

Les trois principes fondamentaux de la radioprotection :

Justification : Tout acte médical impliquant une exposition aux rayonnements doit être justifié. Cela signifie que les bénéfices attendus pour le patient doivent l'emporter sur les risques potentiels.

Optimisation : L'exposition doit être aussi basse que raisonnablement possible (principe ALARA - "As Low As Reasonably Achievable"). Cela implique d'utiliser le moins de rayonnement possible pour obtenir l'image nécessaire, d'optimiser les réglages des machines et d'utiliser des équipements de protection.

Limites de dose : Des limites d'exposition ont été établies pour garantir que personne, ni patient ni professionnel, ne soit exposé à des niveaux de rayonnement dangereux.

La réalité quotidienne de la radioprotection :

Au-delà des principes, la radioprotection se manifeste concrètement dans le quotidien de l'infirmière en radiologie. Elle revêt un tablier plombé pour se protéger lors des interventions, se place derrière des écrans protecteurs lorsqu'il est possible, porte un dosimètre pour surveiller son exposition personnelle, et guide les patients pour s'assurer qu'ils sont correctement positionnés et protégés.

La radioprotection est une danse délicate entre la nécessité médicale, la protection et la responsabilité. Elle exige une vigilance constante et une formation continue. Mais, en fin de compte, elle garantit que la radiologie, cette fenêtre magique sur l'invisible, reste une bénédiction plutôt qu'une menace pour l'humanité.

Mesures de sécurité
pour les professionnels de santé

La radiologie, malgré ses nombreux avantages diagnostiques et thérapeutiques, présente des risques inhérents aux rayonnements ionisants. Les professionnels de santé œuvrant dans ce domaine sont donc exposés à ces dangers. Assurer leur sécurité est une priorité absolue. Cela demande non seulement des connaissances, mais également un ensemble de mesures préventives et d'actions concrètes.

1. Connaissance des risques :
Avant toute chose, une compréhension approfondie des dangers associés aux rayonnements ionisants est essentielle. Les formations régulières sur les risques, leurs conséquences et les moyens de prévention sont un point de départ incontournable.
2. Dosimétrie individuelle :

   Dosimètre : Chaque professionnel est équipé d'un dosimètre personnel qui mesure l'exposition cumulative aux rayonnements. Ces dosimètres sont régulièrement analysés pour s'assurer que les expositions restent dans les limites acceptables.

   Surveillance régulière : Les relevés des dosimètres sont suivis avec attention et des actions sont prises si un individu approche des limites d'exposition.
3. Utilisation d'équipements de protection :

   Tabliers plombés : Ces tabliers, souvent portés pendant les examens radiographiques, protègent contre l'exposition directe.

   Colliers thyroïdiens : Ils protègent la glande thyroïde, particulièrement sensible aux rayonnements.

   Lunettes plombées : Pour protéger les yeux, une autre zone sensible.

   Écrans protecteurs : Dans les salles d'examen, des écrans ou des paravents plombés sont souvent présents pour protéger le personnel qui ne doit pas être à proximité immédiate du patient.

4. Distanciation et positionnement :

   Se tenir aussi loin que possible de la source de rayonnement lorsqu'il est en fonction, en respectant la règle du carré inverse : doubler la distance réduit l'exposition par quatre.

   Utiliser des techniques d'imagerie à distance ou des automatisations quand elles sont disponibles.

5. Minimisation du temps d'exposition :

   Réduire le temps passé à proximité de la source de rayonnement.

   Planifier les procédures de manière à minimiser l'exposition inutile.

6. Optimisation des appareils de radiologie :

   Maintenance régulière des équipements pour garantir leur bon fonctionnement.

   Formation continue sur l'utilisation des machines pour s'assurer que les doses administrées sont les plus faibles possibles tout en conservant une qualité d'image optimale.

7. Protocoles d'urgence :

   Disposer de protocoles clairs en cas d'incidents ou d'accidents radiologiques pour une intervention rapide et efficace.

8. Environnement de travail sécurisé :

   Conception des salles de radiologie pour maximiser la protection : murs plombés, signaux lumineux indiquant quand l'équipement est en marche, zones clairement définies pour le personnel et les patients.

9. Sensibilisation et communication :

   Encourager un dialogue ouvert au sein de l'équipe sur les meilleures pratiques, les préoccupations et les innovations en matière de sécurité.

   Promouvoir une culture de sécurité où chaque membre se sent responsable de la protection de tous.

En bref, la sécurité en radiologie est un mélange de connaissance, de préparation, d'équipement et de culture. Chaque professionnel de santé en radiologie est à la fois gardien de sa propre sécurité et celle de ses collègues. En adoptant et en respectant ces mesures, ils s'assurent que la radiologie demeure un outil puissant pour le soin des patients, tout en préservant leur propre bien-être.

Précautions pour les patients : Grossesse, enfants, et cas spéciaux

La radiologie, dans ses applications diverses, est un outil diagnostique et thérapeutique inestimable. Cependant, certaines populations, en raison de leur vulnérabilité, requièrent une attention particulière. Assurer leur sécurité et leur bien-être nécessite une compréhension approfondie et des mesures adaptées.

Grossesse :
La grossesse représente un moment crucial où l'exposition aux rayonnements ionisants doit être minimisée, car le fœtus est particulièrement sensible.

Communication : Il est impératif d'informer les professionnelles de santé de toute possibilité de grossesse avant un examen radiologique.

Évaluation du bénéfice-risque : Si un examen est nécessaire, une évaluation minutieuse des avantages par rapport aux risques potentiels est effectuée.

Techniques alternatives : Si possible, des méthodes d'imagerie non ionisantes, comme l'échographie ou l'IRM, sont envisagées.

Protection ciblée : Si un examen radiologique est indispensable, des protections spécifiques pour le ventre sont utilisées pour minimiser l'exposition fœtale.

Enfants :

Les enfants, en raison de leur croissance rapide et de leur longue espérance de vie, présentent un risque accru d'effets à long terme dus aux rayonnements.

Dosage adapté : Les équipements sont réglés pour administrer la plus faible dose possible tout en garantissant une image de qualité.

Restreindre les examens : Seuls les examens absolument nécessaires sont réalisés.

Protection et contention : Des protections spécifiques sont utilisées, et des techniques de contention douce peuvent être employées pour éviter que l'enfant ne bouge pendant l'examen.

Accompagnement : Lorsqu'il est sûr de le faire, un parent ou un tuteur peut être présent pour rassurer l'enfant.

Cas spéciaux :

Il existe de nombreux autres scénarios qui nécessitent des précautions particulières.

Patients avec des dispositifs implantables : Les personnes avec des pacemakers, des pompes à insuline ou d'autres dispositifs électroniques implantables doivent être évaluées avant certains examens, en particulier l'IRM, en raison des risques d'interférences.

Allergies : Avant l'administration de produits de contraste, il est essentiel d'évaluer les antécédents d'allergies du patient.

Insuffisance rénale : Certains produits de contraste peuvent affecter la fonction rénale. Une évaluation préalable est nécessaire pour ces patients.

Patients à mobilité réduite : Des équipements et des techniques adaptés sont utilisés pour faciliter leur expérience lors des examens.

L'essence de ces précautions est d'assurer la sécurité du patient tout en maximisant les bénéfices diagnostiques ou thérapeutiques de la radiologie. Chaque patient est unique, et une approche individualisée, basée sur une communication efficace et une connaissance approfondie des risques, garantira des soins de la plus haute qualité.

Chapitre 3 :
L'ÉQUIPEMENT
ET LES TECHNOLOGIES EMPLOYÉS

Comprendre les différents types d'imagerie : RX, CT, IRM, Échographie, etc.

La radiologie englobe une multitude de techniques d'imagerie, chacune ayant ses spécificités, avantages et indications. Pour un professionnel de santé, et particulièrement pour l'infirmière en radiologie, la compréhension de ces différentes modalités est essentielle pour assurer des soins optimaux.

1. Radiographie (RX) :
   Principe : La radiographie utilise des rayons X, une forme de rayonnement ionisant, pour produire des images en deux dimensions.
   Utilisation : Très courante pour visualiser les os, les poumons, le cœur et d'autres organes.
   Avantages : Rapide, facilement accessible et relativement peu coûteuse.
   Précautions : En raison des rayonnements, une protection adéquate est essentielle.
2. Tomodensitométrie (CT ou scanner) :
   Principe : Le scanner utilise également des rayons X, mais il capture une série d'images sous différents angles pour produire des images tridimensionnelles ou en "coupes" du corps.
   Utilisation : Recherche de tumeurs, saignements, blessures, etc.

Avantages : Fournit des images détaillées des tissus mous, os et vaisseaux sanguins.

Précautions : Plus de rayonnement que la radiographie standard.

3. Imagerie par résonance magnétique (IRM) :

Principe : Utilise un champ magnétique puissant et des ondes radio pour obtenir des images du corps.

Utilisation : Examine le cerveau, la moelle épinière, les articulations et d'autres tissus mous.

Avantages : Pas de rayonnement ionisant et images extrêmement détaillées.

Précautions : Les patients avec des dispositifs métalliques ou électroniques doivent être évalués avant l'examen.

4. Échographie :

Principe : Utilise des ondes sonores pour produire des images du corps.

Utilisation : Communément utilisée pour examiner le fœtus pendant la grossesse, ainsi que le cœur, les vaisseaux sanguins, la thyroïde, etc.

Avantages : Sans danger, non invasive et sans rayonnement ionisant.

Précautions : Dépend beaucoup de la compétence de l'opérateur.

5. Médecine nucléaire :

Principe : Les patients reçoivent une petite quantité de matière radioactive, qui émet des rayons gamma capturés par une caméra spéciale.

Utilisation : Évaluer le fonctionnement des organes, détecter certaines formes de cancer.

Avantages : Permet d'observer les fonctions biologiques.

Précautions : Nécessite l'injection d'un radiotraceur.

6. Angiographie :

Principe : Technique d'imagerie utilisant un produit de contraste pour visualiser les vaisseaux sanguins.

- **Utilisation :** Recherche d'anomalies vasculaires, comme des anévrismes ou des obstructions.
- **Avantages :** Images claires des vaisseaux.
- **Précautions :** Utilisation de rayons X, nécessité d'introduire un cathéter.

7. Densitométrie osseuse (DXA) :
- **Principe :** Mesure la densité minérale osseuse pour évaluer la résistance osseuse.
- **Utilisation :** Diagnostic de l'ostéoporose.
- **Avantages :** Simple et rapide.
- **Précautions :** Utilise une faible dose de rayons X.

Chacune de ces modalités d'imagerie a sa place dans le paysage diagnostique et thérapeutique. Le choix de la technique dépendra de la condition médicale, des avantages et des inconvénients de chaque méthode, ainsi que des besoins spécifiques du patient. Une connaissance approfondie de ces outils permettra aux professionnels de santé d'optimiser les soins et d'assurer la sécurité et le confort des patients.

Maintenance et vérifications quotidiennes : L'importance d'un équipement opérationnel

La radiologie est un univers médical où la technologie règne en maître. De la simple radiographie à l'IRM complexe, chaque machine est un chef-d'œuvre d'ingénierie, combinant physique, électronique et informatique pour produire des images du corps humain. Cependant, comme tout équipement complexe, ces machines nécessitent un entretien régulier pour fonctionner de manière optimale. Voici pourquoi la maintenance et les vérifications quotidiennes sont essentielles.

Un enjeu de sécurité :

Tout d'abord, l'enjeu est d'abord celui de la sécurité. Un appareil de radiologie défaillant peut mettre en danger le patient et le personnel, que ce soit par une exposition excessive aux radiations, par des erreurs de diagnostic dues à des images de mauvaise qualité, ou par des accidents physiques liés à des dysfonctionnements mécaniques.

Fiabilité des diagnostics :

La qualité des images est au cœur de la radiologie. Une machine mal entretenue peut produire des images floues, décolorées ou déformées, ce qui peut mener à des diagnostics erronés. L'entretien régulier garantit la précision et la netteté des images, éléments essentiels pour un diagnostic correct.

Durabilité de l'équipement :

Les machines de radiologie représentent un investissement financier considérable pour les établissements de santé. Assurer leur maintenance, c'est garantir leur longévité et maximiser le retour sur investissement. De plus, une panne inattendue peut avoir de lourdes conséquences, tant en termes financiers qu'en termes de planning et de prise en charge des patients.

Responsabilité légale et normes :

Les équipements de radiologie sont soumis à des normes strictes établies par des autorités de régulation. La non-conformité à ces normes, même involontairement, peut entraîner de lourdes sanctions légales. Les vérifications quotidiennes et la maintenance régulière garantissent la conformité de l'équipement à ces normes.

Comment garantir un équipement opérationnel :

> **Vérifications quotidiennes :** Avant chaque début de session, il est essentiel de réaliser une série de tests de routine pour s'assurer que tout fonctionne correctement.

- **Programmes de maintenance préventive :** Au-delà des vérifications quotidiennes, l'équipement doit être soumis à des inspections régulières par des techniciens spécialisés pour s'assurer de son bon fonctionnement.
- **Formations continues :** Le personnel doit être formé non seulement à l'utilisation de l'équipement, mais aussi à la détection de signaux d'alerte indiquant un problème potentiel.
- **Documentation :** Tenir un registre détaillé de toutes les interventions, maintenances et vérifications est essentiel pour assurer la traçabilité et répondre aux normes de conformité.

La maintenance et les vérifications quotidiennes des équipements de radiologie sont loin d'être une simple case à cocher. C'est un impératif pour garantir la sécurité des patients, la qualité des soins, la durabilité de l'équipement et la conformité aux normes. Pour l'infirmière en radiologie, avoir une machine opérationnelle, c'est avoir un allié fiable dans le combat quotidien pour la santé des patients.

Innovations récentes et avenir technologique en radiologie

La radiologie, depuis sa naissance avec la découverte des rayons X par Wilhelm Conrad Röntgen en 1895, n'a cessé d'évoluer, s'appuyant sur les avancées technologiques pour repousser les limites de l'imagerie médicale. Si chaque décennie a apporté son lot de révolutions, ces dernières années ont été particulièrement riches en innovations. Examinons les progrès récents et jetons un œil sur l'avenir prometteur de la radiologie.

1. Radiologie numérique :
Bien que le passage de la radiologie analogique à la

numérique ne soit pas une innovation extrêmement récente, son adoption généralisée a transformé la manière dont les images sont capturées, stockées, et partagées. Les images numériques offrent une meilleure qualité, sont plus faciles à archiver et peuvent être partagées instantanément à travers le monde.

2. Intelligence artificielle (IA) :

L'IA est sans doute la révolution technologique la plus marquante de ces dernières années en radiologie. Elle permet :

L'analyse d'images : L'IA peut aider à identifier des anomalies sur des radiographies, CT-scans ou IRM, souvent avec une précision équivalente ou supérieure à celle de l'humain.

La gestion des flux de travail : L'IA peut optimiser les plannings, trier les cas en fonction de leur urgence, et améliorer la gestion des patients.

3. Radiomique :

La radiomique vise à extraire une grande quantité d'informations des images médicales, bien au-delà de ce que l'œil humain peut percevoir. Ces données peuvent être utilisées pour mieux comprendre les maladies, prédire leur évolution, et personnaliser les traitements.

4. Imagerie hybride :

L'association de différentes modalités d'imagerie, comme le PET-CT ou le PET-IRM, permet d'obtenir des informations à la fois fonctionnelles et anatomiques. Cette approche multi-modale offre une vision plus complète des pathologies.

5. Avancées en IRM :

Des techniques comme l'IRM fonctionnelle (fMRI) qui mesure et cartographie l'activité cérébrale, ou l'IRM en diffusion qui évalue la structure des tissus, ouvrent de nouveaux horizons en neuroimagerie et oncologie.

6. Réalité augmentée et virtuelle :

Ces technologies offrent la possibilité de superposer des images radiologiques sur le champ réel du chirurgien pendant une intervention, guidant ainsi la chirurgie avec une précision inégalée.

Avenir technologique :

  La miniaturisation : L'avenir pourrait voir des appareils de plus en plus compacts, rendant l'imagerie médicale accessible même dans des zones reculées.

  Techniques non invasives : L'objectif est de réduire, voire d'éliminer, l'exposition aux rayonnements ionisants.

  Interconnexion des appareils : À l'ère du "tout-connecté", les appareils de radiologie pourraient intégrer des réseaux plus vastes pour améliorer la coordination des soins.

L'innovation en radiologie n'est pas seulement une question de technologie. C'est une quête incessante pour améliorer la prise en charge des patients, repousser les limites de ce que nous pouvons "voir" et "comprendre" du corps humain, et transformer le diagnostic et le traitement des maladies. Pour les professionnels de santé, se tenir au courant de ces évolutions est essentiel pour offrir les meilleurs soins possibles.

Chapitre 4 :
PRÉPARATION DES PATIENTS ET PROCÉDURES

Accueil et évaluation du patient : La première impression compte

La première rencontre entre un patient et l'infirmière en radiologie est bien plus qu'une simple formalité. C'est une étape cruciale qui pose les bases de la relation de confiance entre le patient et le professionnel de santé. De l'accueil chaleureux à l'évaluation préliminaire, chaque détail compte. Dans le monde de la radiologie, où les patients peuvent être anxieux face à des machines impressionnantes et des diagnostics incertains, la première impression est d'autant plus importante.

1. L'importance d'un accueil chaleureux :
Un sourire, une poignée de main, une introduction claire : ces gestes simples instaurent un climat de confiance. Le patient doit se sentir reconnu, respecté et en sécurité dès son entrée dans le service de radiologie. L'humanité derrière le masque professionnel est essentielle pour rassurer et conforter le patient.
2. La communication : la clé d'une évaluation réussie :
   Écoute active : L'infirmière doit être attentive aux préoccupations, questions et sentiments du patient. L'écoute est un outil précieux pour comprendre les attentes du patient et déceler d'éventuelles inquiétudes.
   Questions ouvertes : Plutôt que de poser des questions fermées nécessitant des réponses "oui" ou "non", l'infirmière devrait encourager le patient à

partager davantage en posant des questions ouvertes.

3. Explication claire des procédures :

L'inconnu est souvent source d'anxiété. En expliquant clairement ce à quoi le patient peut s'attendre, l'infirmière démystifie le processus et réduit les appréhensions. Des brochures ou vidéos explicatives peuvent également être utiles.

4. Évaluation médicale préliminaire :

Avant tout examen radiologique, une évaluation préliminaire est nécessaire pour s'assurer que le patient est apte à subir la procédure. Cela inclut :

- **Antécédents médicaux :** Tout antécédent pertinent, comme une chirurgie récente, une allergie ou une grossesse potentielle, doit être identifié.
- **Contre-indications :** Pour certaines procédures, des contre-indications peuvent exister, comme la présence d'implants métalliques pour une IRM.

5. Gérer l'anxiété du patient :

Il n'est pas rare que les patients se sentent anxieux avant un examen radiologique. Quelques stratégies peuvent aider :

- **Techniques de relaxation :** Des techniques simples de respiration ou de visualisation peuvent être enseignées au patient pour l'aider à se détendre.
- **Créer un environnement apaisant :** Une salle d'attente agréable, de la musique douce ou des images relaxantes peuvent aider à détendre l'atmosphère.

6. Confidentialité et dignité :

Le respect de la confidentialité est essentiel. L'infirmière doit s'assurer que les informations médicales sont traitées avec le plus grand soin et que le patient se sent à l'aise et respecté tout au long de la procédure.

L'accueil et l'évaluation du patient en radiologie sont des moments délicats qui requièrent finesse, empathie et professionnalisme. La première impression, comme on dit, est celle qui reste. Pour l'infirmière en radiologie, elle représente une opportunité unique d'instaurer une relation de confiance, de rassurer le patient, et d'assurer le bon déroulement de l'examen.

Préparation pour différents examens : Ce que chaque infirmier doit savoir

La radiologie est un champ vaste et varié, englobant une multitude d'examens allant de la radiographie standard à l'IRM avancée. La préparation adéquate du patient est primordiale pour garantir non seulement la sécurité du patient, mais aussi la qualité de l'image. Voici ce que chaque infirmier en radiologie doit savoir pour préparer au mieux ses patients à différents types d'examens.

1. Radiographie standard (RX) :
   Préparation vestimentaire : Le patient doit retirer les bijoux, les lunettes et tous les objets métalliques qui pourraient interférer avec l'image.
   Positionnement : Une attention particulière doit être portée au positionnement du patient pour obtenir la meilleure image possible.
2. Tomodensitométrie (CT ou scanner) :
   Jeûne : Si un produit de contraste doit être utilisé, le patient peut devoir jeûner plusieurs heures avant l'examen.
   Allergies : Il est crucial de vérifier si le patient a des allergies, notamment à l'iode, utilisée dans certains produits de contraste.
   Hydratation : Encourager le patient à boire de l'eau peut aider à éliminer le produit de contraste après l'examen.

3. Imagerie par résonance magnétique (IRM) :

Sécurité : Il est vital de s'assurer que le patient n'a pas d'implants métalliques ou d'autres dispositifs qui pourraient être affectés par le champ magnétique.

Anxiété : L'IRM peut être bruyante et confinée, il est donc important de préparer le patient à cette expérience et d'offrir un soutien en cas d'anxiété.

4. Échographie :

Préparation spécifique : Selon la région du corps à examiner, le patient peut devoir boire de l'eau ou jeûner.

Vêtements adaptés : Il est préférable de porter des vêtements faciles à retirer ou à relever pour faciliter l'accès à la zone à examiner.

5. Radiographie interventionnelle et angiographie :

Jeûne : Le patient doit souvent jeûner avant la procédure.

Consentement éclairé : Avant toute procédure interventionnelle, il est impératif d'obtenir le consentement du patient après lui avoir expliqué les risques et avantages.

6. Mammographie :

Eviter les déodorants : Certains déodorants ou poudres peuvent interférer avec la qualité de l'image. Il est donc conseillé de les éviter le jour de l'examen.

Préparation émotionnelle : Cet examen peut être inconfortable et anxiogène pour certaines femmes, un soutien émotionnel et une communication claire sont donc essentiels.

7. Scintigraphie et PET scan :

Médicaments : Certains médicaments peuvent affecter le résultat de l'examen. Il est donc important de vérifier la liste des traitements du patient.

Jeûne : Le jeûne est souvent requis avant ces examens.

La préparation adéquate du patient est essentielle pour garantir le succès de chaque examen radiologique. L'infirmier en radiologie, en plus de ses compétences techniques, doit donc posséder des qualités d'écoute, de pédagogie et d'adaptabilité pour répondre aux besoins spécifiques de chaque patient et de chaque examen.

Gestion de la douleur et du stress : L'humanité derrière chaque image

La radiologie, au-delà de ses avancées technologiques, est un art qui marie la science à l'humanité. Les patients qui franchissent les portes d'un service de radiologie transportent avec eux bien plus que des symptômes physiques. La peur, l'anxiété, l'appréhension, parfois même la douleur, sont autant d'émotions et de sensations qui doivent être prises en compte. C'est ici qu'entre en jeu l'infirmière, non seulement en tant que professionnel de santé, mais aussi comme support émotionnel et humain.

1. Reconnaître la douleur :
   Évaluation objective : Utiliser des échelles de douleur pour quantifier le niveau de douleur du patient.
   Écoute active : La douleur est subjective, et la description du patient est essentielle pour une évaluation précise.
2. Techniques non pharmacologiques :
   Distraction : Proposer de la musique, des vidéos ou même des lunettes VR pour divertir le patient pendant la procédure.
   Respiration profonde et techniques de relaxation : Des techniques simples peuvent aider à réduire l'anxiété et la douleur.

3. Approche pharmacologique :

Administration d'antalgiques : Selon le niveau de douleur et les antécédents du patient.

Sédation : Dans des cas spécifiques, une sédation légère peut être envisagée pour assurer le confort du patient.

4. Gestion du stress et de l'anxiété :

Préparation psychologique : Expliquer clairement la procédure à venir peut souvent désamorcer de nombreuses craintes.

Présence rassurante : La simple présence, l'écoute et le toucher bienveillant de l'infirmière peuvent grandement réduire le niveau de stress.

5. Formation continue :

Se tenir à jour : La prise en charge de la douleur est un domaine en constante évolution. L'infirmière doit s'informer régulièrement sur les nouvelles techniques et approches disponibles.

Échanges avec les collègues : Partager les expériences et les astuces avec ses pairs permet d'enrichir ses pratiques.

6. L'importance du suivi :

Après la procédure : Toujours vérifier comment se sent le patient. Un debriefing peut parfois être nécessaire, notamment si le patient a mal vécu l'examen.

Retours d'expérience : Encourager les patients à partager leurs ressentis pour améliorer continuellement le service.

La radiologie, si elle est centrée sur l'imagerie, doit avant tout rester une pratique centrée sur le patient. Chaque cliché, chaque image, porte en elle l'histoire d'un individu, avec ses craintes, ses espoirs, et parfois ses douleurs. En tant qu'infirmière en radiologie, reconnaître et gérer ces éléments est tout aussi essentiel que de maîtriser les aspects techniques de la profession. C'est cette alchimie entre compétence et compassion qui fait la richesse du métier.

Chapitre 5 :
SITUATIONS D'URGENCE ET IMPRÉVUS

Réagir aux réactions allergiques et aux urgences médicales

La radiologie, tout en étant un domaine principalement diagnostique, n'est pas sans risques. La possibilité d'une réaction allergique aux agents de contraste, d'un malaise ou d'autres urgences médicales nécessite une préparation adéquate de la part de l'équipe, notamment de l'infirmière, qui est souvent la première ligne de réponse en cas de complication.

1. Connaître les agents en jeu :
   - **Les produits de contraste :** Bien que rares, des réactions allergiques peuvent survenir. Il est essentiel de connaître les signes d'une réaction allergique, qu'elle soit mineure (éruptions cutanées, démangeaisons) ou majeure (choc anaphylactique).
   - **Autres médicaments :** Certains patients peuvent présenter des réactions inattendues à d'autres médicaments administrés en radiologie.
2. Évaluation pré-examen :
   - **Antécédents médicaux :** Interroger systématiquement le patient sur ses allergies connues et ses antécédents de réactions à des produits de contraste ou médicaments.
   - **Préparation adéquate :** Dans certains cas, une prémédication antihistaminique peut être envisagée.
3. Reconnaissance rapide des signes :
   - **Observation :** Être attentif aux signes de détresse respiratoire, éruption cutanée, changements de

couleur de peau, et toute altération de l'état de conscience.

Écoute : Les plaintes du patient, comme des démangeaisons ou une sensation de brûlure, peuvent être les premiers signes d'une réaction.

4. Protocole d'intervention :

Alerte : Aviser immédiatement le radiologue et l'équipe médicale.

Premiers secours : Suivant la gravité, cela peut varier de l'administration d'un antihistaminique à des mesures de réanimation, comme l'administration d'adrénaline en cas de choc anaphylactique.

Outils à portée de main : Toujours avoir un chariot d'urgence bien équipé et facilement accessible, contenant des médicaments d'urgence, du matériel de réanimation et un défibrillateur.

5. Après l'urgence :

Surveillance : Après une réaction, le patient doit être étroitement surveillé jusqu'à ce qu'il soit stable.

Documentation : Tout incident doit être méticuleusement documenté dans le dossier médical du patient.

Debriefing : Réunir l'équipe pour discuter de l'incident, évaluer la réponse et voir s'il y a des domaines d'amélioration.

6. Formation continue :

Mises à jour régulières : Les recommandations et les protocoles peuvent évoluer. L'infirmière doit s'assurer de rester à jour sur les meilleures pratiques.

Simulations d'urgence : Organiser régulièrement des simulations d'urgence pour garantir que toute l'équipe est préparée à réagir rapidement et efficacement.

Chaque seconde compte lors d'une urgence médicale. Pour l'infirmière en radiologie, la capacité à réagir rapidement et de manière adéquate peut faire la différence entre une issue bénigne et une situation potentiellement tragique. L'importance d'une formation régulière, d'une équipe bien préparée et d'une vigilance constante ne saurait être sous-estimée.

Gérer les cas de traumatologie et les urgences radiologiques

La radiologie d'urgence est un secteur où chaque minute peut s'avérer cruciale. Les patients victimes de traumatismes ou d'autres situations d'urgence nécessitent souvent une imagerie rapide pour évaluer l'étendue des lésions et guider la prise en charge. L'infirmière joue ici un rôle central, servant de lien entre le patient, l'équipe médicale d'urgence et le radiologue.

1. Évaluation rapide :
   - **Triage :** Distinguer les cas nécessitant une intervention immédiate des autres cas moins urgents.
   - **Communication avec le médecin urgentiste :** Comprendre rapidement les besoins et les priorités pour chaque patient.
2. Préparation du patient :
   - **Stabilisation :** Dans certains cas, des mesures d'urgence (comme l'immobilisation) peuvent être nécessaires avant l'imagerie.
   - **Informations essentielles :** Récupérer rapidement les informations pertinentes (type de traumatisme, zones de douleur, antécédents médicaux).
3. Choix de la modalité d'imagerie :
   - **Radiographie standard :** Souvent la première étape pour évaluer des fractures ou autres lésions osseuses.
   - **TDM (Tomodensitométrie) :** Utilisée pour une évaluation détaillée des traumatismes, notamment crâniens, thoraciques ou abdominaux.

IRM : Moins courante en situation d'urgence, mais peut être utilisée pour des lésions spécifiques, notamment neurologiques.

4. Pendant l'examen :

Sécurité : S'assurer que le patient est en sécurité pendant tout l'examen, en particulier si celui-ci est inconscient ou confus.

Surveillance : Monitorer les signes vitaux et la douleur du patient, et être prêt à intervenir si son état change.

5. Après l'examen :

Transfert du patient : Selon les résultats, le patient pourrait nécessiter une intervention chirurgicale, une hospitalisation ou d'autres soins.

Communication : Transmettre les résultats au médecin urgentiste ou au chirurgien de manière concise et claire.

6. En cas d'urgence radiologique :

Contamination : Dans le cas d'une urgence radiologique (comme une exposition accidentelle à des radiations), il est essentiel de suivre les protocoles de décontamination et d'assurer la sécurité de tous.

Collaboration avec les experts : En cas d'incident radiologique, une collaboration étroite avec les physiciens médicaux et les experts en radioprotection est cruciale.

7. Formation continue et simulations :

Entraînement régulier : S'assurer que toutes les équipes sont formées pour répondre efficacement aux urgences et connaissent les protocoles.

Simulations d'urgence : Organiser des mises en situation pour tester et améliorer les réponses en temps réel.

Gérer les cas de traumatologie et les urgences radiologiques demande une capacité à agir rapidement et efficacement tout en maintenant la sécurité et le bien-être du patient. Les infirmières en radiologie sont souvent en première ligne de cette prise en charge et doivent posséder un mélange unique de compétences techniques et humaines pour répondre aux défis de ces situations.

Importance de la formation continue et des simulations d'urgence

Dans le monde en constante évolution de la radiologie, le rôle de l'infirmière dépasse la simple réalisation de procédures et s'étend à un éventail de responsabilités qui nécessitent une mise à jour régulière des connaissances et compétences. De plus, dans le contexte d'urgence, une préparation adéquate peut littéralement faire la différence entre la vie et la mort.

1. Une profession en constante évolution :
    Technologies émergentes : Avec l'avènement de nouvelles modalités d'imagerie et de techniques innovantes, il est essentiel de se tenir à jour pour offrir les meilleurs soins possibles.
    Nouvelles méthodologies : Les protocoles et méthodes changent à mesure que la recherche avance, garantissant ainsi des soins plus sûrs et plus efficaces.
2. La simulation comme outil d'apprentissage :
    Mises en situation : Les simulations offrent un environnement sécurisé pour pratiquer des situations d'urgence, sans risque pour les patients.
    Retours d'expérience : Après une simulation, les retours permettent de mieux comprendre les erreurs, d'ajuster les techniques et d'améliorer la réponse future.

3. La radioprotection :

Dernières recommandations : Avec l'évolution de la recherche, de nouvelles recommandations en matière de radioprotection peuvent émerger.

Pratiques optimales : Une formation continue permet de s'assurer que l'infirmière utilise toujours les techniques les moins irradiantes possibles, tout en obtenant des images de qualité.

4. L'importance des compétences non techniques :

Communication : Savoir comment et quand communiquer efficacement, en particulier dans les situations stressantes, est une compétence essentielle.

Travail d'équipe : Les simulations d'urgence peuvent aider à renforcer la cohésion de l'équipe et à améliorer la collaboration interprofessionnelle.

5. Préparation aux situations rares mais critiques :

Réactions allergiques sévères, complications : Si ces situations sont rares, une réponse inadéquate peut avoir des conséquences graves. Les simulations aident à garantir une réponse rapide et appropriée.

Cas spécifiques : Par exemple, comment gérer un patient pédiatrique en crise, ou comment répondre lors d'un accident radiologique.

6. Valorisation de la profession :

Reconnaissance professionnelle : L'engagement envers la formation continue montre un niveau d'excellence professionnelle.

Assurance pour le patient : Les patients sont rassurés en sachant que leur infirmière est régulièrement formée et préparée aux urgences.

La formation continue et les simulations d'urgence ne sont pas de simples compléments à la formation initiale d'une infirmière en radiologie. Elles sont des éléments essentiels pour garantir la sécurité, l'efficacité et l'excellence des soins prodigués. Dans un monde médical de plus en plus complexe et spécialisé, rester à jour et s'exercer régulièrement devient une nécessité absolue pour offrir le meilleur à chaque patient.

Chapitre 6 :
AVANCÉES TECHNOLOGIQUES ET RECHERCHE

Les dernières innovations en imagerie médicale

L'imagerie médicale a toujours été à la pointe de la technologie, repoussant constamment les limites de ce que nous pouvons voir et comprendre du corps humain. Chaque avancée offre de nouvelles perspectives, améliore la précision du diagnostic, réduit les risques pour les patients et ouvre la voie à de nouvelles méthodes de traitement. Voici un aperçu des innovations récentes dans ce domaine passionnant.

1. Radiographie numérique avancée :
   Capteurs plus sensibles : Réduction des doses de radiation nécessaires pour obtenir une image claire.
   Traitement d'image amélioré : Algorithmes avancés pour une meilleure détection des détails.
2. Tomodensitométrie (TDM) spectrale :
   Détails améliorés : En utilisant plusieurs spectres d'énergie, cette technologie peut différencier plus précisément les tissus, aidant à distinguer, par exemple, le sang d'un caillot.
3. Imagerie par résonance magnétique (IRM) à haut champ :
   Résolution accrue : Des aimants plus puissants permettent une visualisation plus détaillée des structures internes, particulièrement utile pour le cerveau et les articulations.

- **IRM fonctionnelle en temps réel :** Surveillance des changements dans l'activité cérébrale presque en temps réel.

4. Imagerie par ultrasons portative :
   - **Appareils compacts :** Les innovations permettent des appareils ultraportables qui peuvent être utilisés au chevet du patient, dans les zones rurales ou lors d'interventions sur le terrain.

5. Tomographie par émission de positrons (TEP) hybride :
   - **Combinaison avec d'autres techniques :** L'association de la TEP à la TDM ou à l'IRM offre une imagerie métabolique et anatomique combinée pour une localisation précise des zones d'activité.

6. Intelligence artificielle et apprentissage automatique :
   - **Interprétation des images :** L'IA peut aider à détecter des anomalies que l'œil humain pourrait manquer et suggérer des diagnostics possibles.
   - **Optimisation des procédures :** Utilisation de l'IA pour ajuster les paramètres de l'imagerie en temps réel, maximisant la qualité tout en minimisant la dose de radiation.

7. Radiologie interventionnelle :
   - **Traitements guidés par l'image :** Techniques minimales invasives pour traiter des affections telles que les tumeurs, les anévrismes ou les obstructions vasculaires.

8. Imagerie moléculaire :
   - **Au-delà de l'anatomie :** Visualisation des processus biologiques à l'échelle moléculaire, permettant une compréhension plus profonde des maladies et des réponses au traitement.

Ces innovations en imagerie médicale transforment non seulement la façon dont les médecins voient et comprennent le corps humain, mais aussi comment ils diagnostiquent et traitent les maladies. La combinaison de technologies avancées, d'algorithmes intelligents et d'une formation approfondie garantit que l'imagerie médicale continuera à jouer un rôle central dans les soins aux patients pour les années à venir.

Participation à la recherche clinique : Pourquoi et comment ?

La recherche clinique est l'une des pierres angulaires de l'avancement médical. Elle est le processus par lequel de nouvelles thérapies, médicaments, dispositifs médicaux et procédures sont testés et évalués pour garantir leur sécurité et leur efficacité. Pour les infirmières en radiologie, comprendre la recherche clinique et envisager d'y participer peut enrichir leur pratique professionnelle.

1. Pourquoi participer à la recherche clinique ?
   Amélioration des soins aux patients : La recherche clinique conduit à de nouvelles découvertes qui peuvent améliorer les soins aux patients et les résultats des traitements.
   Évolution professionnelle : La participation à la recherche permet aux infirmières d'élargir leurs compétences et de se spécialiser dans des domaines de pointe.
   Contribution à la science : La recherche clinique est essentielle pour faire avancer la médecine. Participer à ce processus contribue à l'avancement de la science.
   Réputation professionnelle : Les établissements qui participent activement à la recherche sont souvent considérés comme des leaders dans leur domaine.
2. Comprendre la recherche clinique :
   Types de recherche : Il existe plusieurs types de recherche, dont les études observationnelles, les essais cliniques et les études interventionnelles.

Protocole de recherche : Chaque étude est guidée par un protocole strict qui détaille comment elle sera menée.

Éthique en recherche : Toute recherche impliquant des êtres humains doit être approuvée par un comité d'éthique pour s'assurer qu'elle est éthique et sûre.

3. Comment s'impliquer dans la recherche clinique ?

Formation et éducation : Des formations spécifiques à la recherche clinique sont souvent nécessaires pour comprendre le processus et les réglementations.

Trouver des opportunités : Les hôpitaux, les universités et les entreprises privées offrent souvent des opportunités de recherche.

Collaboration : Travailler en étroite collaboration avec des chercheurs, des médecins et d'autres professionnels de santé peut ouvrir des portes à des opportunités de recherche.

4. Rôle des infirmières en radiologie dans la recherche clinique :

Recrutement des patients : Identifier et approcher les patients qui pourraient être éligibles pour certaines études.

Collecte de données : Assurer que toutes les données sont collectées de manière précise et conforme au protocole.

Surveillance des patients : S'assurer que les patients sont en sécurité et signaler tout effet secondaire ou problème.

Éducation des patients : Informer les patients sur l'étude, son but et ce qu'elle implique.

5. Défis et récompenses :

Défis : La recherche clinique peut être exigeante en termes de temps et de ressources. Elle nécessite une rigueur et une attention aux détails.

Récompenses : En plus de contribuer à l'avancement médical, la recherche offre l'occasion d'apprendre, de se spécialiser et de collaborer avec des experts du domaine.

La recherche clinique est un domaine fascinant et essentiel en médecine. Pour les infirmières en radiologie, s'engager dans cette voie peut non seulement enrichir leur carrière, mais aussi permettre de contribuer de manière significative à l'amélioration des soins aux patients et à l'avancement de la science.

L'avenir de la radiologie : Projets et aspirations

La radiologie est à un carrefour passionnant de son histoire. Avec l'intersection de la technologie, de la biologie et de la médecine, son avenir semble sans limite. Alors que nous envisageons le futur, jetons un œil aux projets et aspirations qui pourraient façonner la prochaine ère de la radiologie.

1. L'omniprésence de l'intelligence artificielle (IA) :
   Diagnostic assisté : L'IA peut aider les radiologues à identifier des anomalies subtiles et à prédire les tendances pathologiques avant qu'elles ne deviennent évidentes.
   Flux de travail optimisé : Grâce à l'IA, les procédures radiologiques peuvent être accélérées, de la prise d'image à l'interprétation et à la génération de rapports.
2. Radiologie personnalisée :
   Adaptation au patient : Les protocoles d'imagerie adaptés individuellement en fonction des besoins et des antécédents médicaux du patient.
   Thérapies ciblées : Utilisation des images pour guider des traitements personnalisés, tels que la radiologie interventionnelle.

3. Imagerie hybride :

Combiner différentes modalités : Par exemple, l'association de la TEP et de l'IRM pour obtenir des informations anatomiques et métaboliques en un seul examen.

Réduction de la radiation : Grâce à des techniques hybrides, il est possible de réduire la dose de radiation tout en obtenant des images de haute qualité.

4. Radiologie sans fil :

Technologies portables : Des dispositifs plus légers et sans fil pour faciliter la mobilité et l'accès à l'imagerie dans des zones difficiles d'accès ou éloignées.

Téléradiologie avancée : Interprétation des images à distance, ce qui permet une consultation experte presque n'importe où dans le monde.

5. Imagerie moléculaire avancée :

Au niveau cellulaire : Visualiser et comprendre les processus au niveau cellulaire et moléculaire, ouvrant des portes à de nouvelles méthodes diagnostiques et thérapeutiques.

6. Formation et éducation immersive :

Réalité virtuelle (RV) et réalité augmentée (RA) : Utilisation de ces technologies pour former les radiologues, en les plongeant dans des scénarios réalistes.

Simulations d'urgence : Formation en temps réel pour préparer les professionnels aux urgences radiologiques.

7. Collaboration multidisciplinaire :

Centres d'imagerie intégrés : Espaces où radiologues, oncologues, chirurgiens, et d'autres spécialistes peuvent collaborer étroitement.

Approche holistique : Intégrer les aspects psychologiques et sociaux des soins aux patients dans la pratique radiologique.

L'avenir de la radiologie est brillant, avec des avancées technologiques qui promettent de transformer la discipline. Les projets et aspirations évoqués ci-dessus ne sont que la pointe de l'iceberg. À mesure que la technologie évolue et que notre compréhension de la biologie s'approfondit, la radiologie continuera de jouer un rôle essentiel dans le paysage médical, améliorant les soins aux patients et façonnant l'avenir de la médecine.

Chapitre 7 :
LES URGENCES RADIOLOGIQUES ET ENVIRONNEMENTALES

Introduction aux urgences radiologiques : Types et causes

Lorsqu'on évoque les urgences médicales, l'image qui vient souvent à l'esprit est celle d'une salle d'urgence animée, où médecins et infirmiers s'affairent autour de patients présentant une multitude de symptômes. Toutefois, dans le contexte de la radiologie, une urgence prend une dimension différente. Elle se réfère à des situations nécessitant une intervention rapide en imagerie médicale pour poser un diagnostic, évaluer l'étendue d'une blessure ou même guider un traitement. Penchons-nous sur les types d'urgences radiologiques et leurs causes courantes.

1. Urgences traumatiques :

Fractures : Les fractures osseuses, qu'elles soient simples ou complexes, nécessitent souvent une radiographie ou un scanner pour déterminer leur gravité et guider la prise en charge.

Traumatismes crâniens : En cas de blessure à la tête, un scanner cérébral peut être crucial pour détecter une hémorragie, un œdème ou une fracture du crâne.

Traumatismes thoraciques et abdominaux : Les accidents de la route, les chutes ou d'autres blessures peuvent causer des dommages aux organes internes, nécessitant une imagerie urgente pour évaluation.

2. Urgences non traumatiques :

AVC (accident vasculaire cérébral) : En cas de suspicion d'AVC, un scanner ou une IRM du cerveau est nécessaire pour déterminer s'il s'agit d'un AVC ischémique ou hémorragique.

Obstruction intestinale : Les symptômes d'une obstruction intestinale peuvent nécessiter une imagerie en urgence pour confirmer le diagnostic et localiser le site d'obstruction.

Infection sévère : Dans certains cas, la radiologie peut être utilisée pour localiser la source d'une infection profonde, comme un abcès.

3. Urgences interventionnelles :

Hémorragie interne : En cas d'hémorragie interne, la radiologie interventionnelle peut être utilisée pour localiser la source du saignement et effectuer une embolisation.

Thrombose : Les caillots sanguins, tels que ceux responsables d'une embolie pulmonaire, peuvent nécessiter une intervention radiologique pour être dissous ou retirés.

4. Causes des urgences radiologiques :

Traumatismes : Les accidents de la route, les chutes, les blessures sportives ou d'autres formes de traumatismes physiques peuvent nécessiter une imagerie d'urgence.

Évolutions pathologiques : Des maladies préexistantes ou des complications médicales, telles que des infections ou des caillots sanguins, peuvent s'aggraver soudainement.

Post-opératoire : Après certaines chirurgies, des complications peuvent survenir nécessitant une évaluation radiologique d'urgence.

Les urgences radiologiques couvrent un large éventail de situations, allant des traumatismes physiques aux complications médicales. Dans chaque cas, la rapidité et la précision de l'imagerie sont essentielles pour guider le traitement et améliorer les résultats pour le patient. La capacité d'intervenir rapidement en situation d'urgence est l'une des nombreuses compétences essentielles des professionnels de la radiologie.

Gérer une urgence radiologique : Protocoles et mesures de sécurité

Face à une urgence radiologique, la priorité est de garantir la sécurité du patient tout en obtenant des images claires et précises pour guider le diagnostic ou le traitement. Cela nécessite une combinaison de protocoles stricts et de mesures de sécurité pour assurer le bien-être du patient et du personnel médical. Voyons comment ces urgences sont gérées.

1. Évaluation initiale du patient :
   Triage : Avant tout, le patient est évalué par une équipe médicale pour déterminer l'urgence et le type d'imagerie nécessaire.
   Historique médical : Il est essentiel de recueillir rapidement des informations pertinentes, telles que les allergies, les antécédents chirurgicaux ou la possibilité d'une grossesse.
2. Préparation pour l'imagerie :
   Positionnement : Assurer le confort du patient tout en obtenant le meilleur angle pour l'imagerie.
   Protection contre les radiations : Utilisation de boucliers en plomb ou d'autres protections pour les zones du corps qui ne sont pas ciblées par l'examen.
3. Communication claire :
   Informations au patient : Expliquer brièvement au patient la procédure à suivre, en le rassurant et en répondant à ses questions.

Coordination d'équipe : Une communication efficace entre radiologues, techniciens, infirmiers et médecins traitants est essentielle pour gérer l'urgence.

4. Mesures de sécurité pendant l'examen :

Surveillance : Assurer une surveillance constante du patient pendant l'examen, surtout s'il est en situation critique.

Réglages d'équipement : S'assurer que l'équipement est réglé pour minimiser l'exposition aux radiations tout en obtenant des images de haute qualité.

5. Interprétation rapide et précise :

Disponibilité du radiologue : Dans les situations d'urgence, la disponibilité immédiate d'un radiologue pour interpréter les images est cruciale.

Transmission des résultats : Les résultats doivent être communiqués rapidement et clairement à l'équipe médicale traitante pour une intervention immédiate si nécessaire.

6. Post-imagerie :

Suivi : Suivre l'état du patient après l'examen, surtout si des produits de contraste ont été utilisés.

Documentation : Documenter avec précision tout l'événement, des détails de l'imagerie aux observations du patient.

7. Prévention et formation :

Simulations : Organiser régulièrement des simulations d'urgence pour former et préparer le personnel à gérer ces situations.

Mise à jour des protocoles : Revoir et mettre à jour régulièrement les protocoles en fonction des dernières recherches et recommandations.

Gérer une urgence radiologique exige à la fois compétence technique et sensibilité humaine. Chaque étape, de l'évaluation initiale à la communication des résultats, doit être effectuée avec soin et rapidité. Les protocoles et mesures de sécurité ne sont pas uniquement des lignes directrices, mais des outils vitaux pour garantir que, même dans les situations les plus tendues, chaque patient reçoit des soins de qualité.

Cas d'études : Catastrophes historiques et leçons apprises

Au fil des ans, plusieurs catastrophes, qu'elles soient naturelles, industrielles ou accidentelles, ont mis en évidence les défis et les besoins en matière de radiologie en situation d'urgence. Analysons quelques-unes de ces catastrophes majeures et les leçons tirées en matière de radiologie.

1. Tchernobyl, 1986 :

   Contexte : L'explosion et l'incendie à la centrale nucléaire de Tchernobyl ont libéré d'importantes quantités de matériaux radioactifs dans l'atmosphère.

   Rôle de la radiologie : Évaluation et surveillance des travailleurs et des résidents exposés aux radiations.

   Leçons apprises : L'importance d'une intervention rapide, de la formation en radioprotection, et du besoin d'équipements pour évaluer la contamination radioactive.

2. Le tremblement de terre de Kobe, 1995 :

   Contexte : Un violent séisme a frappé la ville japonaise de Kobe, causant d'importants dommages et des milliers de blessés.

   Rôle de la radiologie : Prise en charge des blessés, détection des fractures et autres traumatismes internes.

Leçons apprises : La nécessité d'une infrastructure de radiologie mobile et résiliente pour répondre en cas de catastrophe naturelle.

3. Les attentats du 11 septembre 2001 :

Contexte : Des attentats terroristes ont frappé les États-Unis, notamment les Twin Towers à New York.

Rôle de la radiologie : Gestion des victimes de traumatismes et coordination avec d'autres services médicaux.

Leçons apprises : L'importance de la préparation aux catastrophes et de la formation des radiologues à la gestion des événements de grande envergure.

4. La catastrophe nucléaire de Fukushima, 2011 :

Contexte : Suite à un tsunami, la centrale nucléaire de Fukushima a connu plusieurs explosions, libérant des matériaux radioactifs.

Rôle de la radiologie : Surveillance et évaluation de la contamination radioactive chez les résidents et les travailleurs.

Leçons apprises : Le besoin de protocoles clairs pour les évacuations, la décontamination, et la communication avec le public sur les risques radiologiques.

5. Le tremblement de terre en Haïti, 2010 :

Contexte : Un séisme dévastateur a frappé Haïti, causant d'énormes pertes humaines et matérielles.

Rôle de la radiologie : Soutien médical pour les blessés, notamment pour les fractures, les traumatismes crâniens et thoraciques.

Leçons apprises : La nécessité d'équipements de radiologie portables, de formations spécifiques et de la coordination avec les organisations humanitaires internationales.

Chacune de ces catastrophes a mis en évidence des aspects spécifiques et cruciaux de la radiologie en situation d'urgence. Les leçons tirées ont façonné et amélioré la préparation et la réponse des radiologues face à de telles situations. Bien que ces événements aient été tragiques, ils ont également souligné l'importance et la valeur de la radiologie dans la prise en charge des urgences et des catastrophes à grande échelle.

Chapitre 8 :
LA RADIOPÉDIATRIE :
SPÉCIFICITÉS ET ENJEUX

Les particularités de l'imagerie chez l'enfant

L'imagerie médicale chez l'enfant est un domaine particulier qui nécessite une approche adaptée, à la fois en termes de techniques d'imagerie et de prise en charge du jeune patient. En raison de la croissance et du développement continus des enfants, ainsi que de leur sensibilité particulière aux radiations, l'imagerie pédiatrique requiert une expertise spécialisée.

1. Physiologie et anatomie en évolution :

   Croissance osseuse : Les os des enfants sont en croissance active, avec la présence de cartilages de croissance qui nécessitent une interprétation particulière à l'imagerie.

   Organes en développement : Les organes des enfants, en particulier le cerveau, continuent de se développer et présentent des caractéristiques spécifiques à chaque âge.

2. Sensibilité accrue aux radiations :

   Doses minimales : Les enfants sont plus sensibles aux effets des radiations que les adultes. Il est donc crucial de minimiser la dose de radiation lors des examens radiologiques.

   Techniques alternatives : Lorsque cela est possible, il est préférable d'utiliser des techniques d'imagerie sans radiation, comme l'échographie ou l'IRM.

3. Approche psychologique différente :

Communication : Les enfants ont besoin d'explications adaptées à leur âge pour comprendre la procédure.

Confort et sécurité : La salle d'examen doit être aménagée pour rassurer l'enfant, avec des éléments visuels ou sonores apaisants.

Présence des parents : Permettre aux parents d'accompagner leur enfant lors de l'examen peut être bénéfique pour le confort émotionnel de l'enfant.

4. Techniques d'imagerie spécifiques :

Positionnement : Les enfants peuvent nécessiter des positions ou des dispositifs de contention spécifiques pour garantir des images de qualité.

Produits de contraste : Les doses et types de produits de contraste doivent être ajustés pour les enfants.

5. Pathologies spécifiques à l'enfance :

Maladies congénitales : Certaines anomalies peuvent être présentes dès la naissance et nécessitent une imagerie spécifique pour leur diagnostic.

Affections pédiatriques courantes : Des pathologies comme l'ostéochondrite ou la maladie de Legg-Calvé-Perthes sont spécifiques à la population pédiatrique.

6. Collaboration avec d'autres spécialistes :

Équipe multidisciplinaire : La radiologie pédiatrique bénéficie souvent d'une étroite collaboration avec d'autres spécialistes, tels que les pédiatres, chirurgiens pédiatriques, et autres.

L'imagerie chez l'enfant est une branche spécifique de la radiologie qui demande non seulement une maîtrise technique mais aussi une grande sensibilité et adaptabilité. La priorité est de garantir la sécurité et le confort de l'enfant tout en obtenant des images précises pour un diagnostic et un traitement appropriés.

Communication et rassurer le jeune patient et ses parents

En radiologie, comme dans bien d'autres domaines médicaux, la communication est essentielle, en particulier lorsqu'il s'agit de jeunes patients et de leurs parents. Les procédures d'imagerie peuvent être stressantes, voire effrayantes, pour un enfant, et leurs parents peuvent également être inquiets. Voici comment aborder la communication dans ce contexte particulier pour rassurer tout le monde.

1. Établir une connexion avec l'enfant :

Le langage adapté : Utilisez des termes simples et adaptés à l'âge de l'enfant. Par exemple, au lieu de "radiographie", vous pourriez dire "photo de l'intérieur".

Impliquer l'enfant : Posez-lui des questions, demandez-lui comment il se sent et encouragez-le à poser ses propres questions.

Utiliser des analogies : Par exemple, comparer le scanner à une "grosse caméra" ou l'IRM à une "navette spatiale".

2. Engager les parents :

Expliquer la procédure : Informez les parents de ce qui va se passer, de la durée de l'examen et de son importance pour le diagnostic.

Aborder les préoccupations : Rassurez-les sur la sécurité des procédures et discutez de toutes précautions spécifiques, comme la radioprotection.

Encourager la présence : Si possible, et si cela ne perturbe pas l'examen, permettez aux parents d'être présents pendant la procédure pour rassurer leur enfant.

3. Créer un environnement rassurant :

   Décoration adaptée : Une salle d'examen aux couleurs vives ou avec des images apaisantes peut aider à détendre l'enfant.

   Distractions : Fournir des jouets, des livres ou même des vidéos pour aider à distraire et calmer l'enfant avant ou pendant l'examen.

   Equipement adapté : Utilisez du matériel à la taille de l'enfant pour qu'il se sente plus à l'aise.

4. Prendre son temps :

   Ne pas précipiter : Si un enfant est particulièrement anxieux, il peut être utile de lui donner quelques minutes supplémentaires pour se familiariser avec l'environnement.

   Rassurer par le toucher : Un simple geste, comme une main sur l'épaule, peut être très apaisant.

5. Après l'examen :

   Féliciter l'enfant : Remerciez-le pour sa coopération et dites-lui qu'il a bien fait.

   Discussion post-examen : Parlez aux parents des résultats (dans la mesure où vous êtes autorisé à le faire) et de la suite des événements, comme une éventuelle consultation de suivi.

La communication efficace est la clé pour assurer une expérience positive pour les jeunes patients en radiologie. En comprenant et en répondant à leurs besoins émotionnels, ainsi qu'à ceux de leurs parents, vous pouvez grandement améliorer le confort et la coopération pendant les procédures d'imagerie.

Cas spécifiques : pathologies courantes et urgences pédiatriques

La radiologie pédiatrique présente une série de défis uniques en raison des différentes pathologies et urgences qui sont couramment rencontrées chez les enfants. Cette section se concentre sur les affections les plus courantes qui nécessitent une intervention radiologique, ainsi que sur la façon de traiter efficacement ces situations.

1. Affections osseuses et articulaires :
    Fractures de croissance : Les cartilages de croissance, ou physis, sont les zones des os en développement qui sont particulièrement vulnérables aux fractures chez les enfants.
    Ostéomyélite : Une infection de l'os qui peut être soudaine ou survenir lentement. L'imagerie peut aider à identifier l'étendue de l'infection et à guider le traitement.
    Maladie de Legg-Calvé-Perthes : Une affection de la hanche où le flux sanguin vers la tête du fémur est interrompu.
2. Affections thoraciques :
    Pneumonie : Une infection pulmonaire courante chez les enfants qui peut être diagnostiquée par radiographie.
    Corps étrangers : Les enfants peuvent aspirer de petits objets, nécessitant des radiographies pour localiser et guider l'extraction.
3. Traumatismes abdominaux :
    Lésions d'organes : Des traumatismes tels que des chutes ou des impacts peuvent entraîner des lésions d'organes. L'imagerie peut aider à évaluer la gravité.
    Appendicite : Une inflammation de l'appendice, courante chez les enfants, peut nécessiter une échographie ou une TDM pour confirmer le diagnostic.

4. Affections neurologiques :

Méningite : Une inflammation des membranes entourant le cerveau et la moelle épinière. Bien que diagnostiquée cliniquement, une IRM peut parfois être nécessaire pour évaluer les complications.

Hémorragies intracrâniennes : Les blessures à la tête peuvent entraîner des saignements à l'intérieur du crâne, nécessitant une imagerie urgente.

5. Affections urogénitales :

Hydronephrose : Une dilatation du rein en raison d'une obstruction du flux urinaire. L'échographie est couramment utilisée pour le diagnostic.

Torsion testiculaire : Une urgence où le testicule se tord, coupant son apport sanguin. L'échographie est essentielle pour le diagnostic rapide.

6. Autres urgences :

Sepsis : Une réaction du corps à une infection grave. L'imagerie peut aider à identifier la source de l'infection.

Poisoning/Intoxication : L'ingestion accidentelle de substances toxiques peut nécessiter une imagerie pour évaluer les effets ou localiser les pilules.

Les urgences pédiatriques en radiologie requièrent une capacité à réagir rapidement et avec précision. La connaissance des pathologies courantes et des signes radiologiques associés est essentielle pour assurer une prise en charge adéquate de ces jeunes patients. Une formation spécialisée et une collaboration étroite avec d'autres spécialistes pédiatriques garantissent que ces enfants reçoivent les meilleurs soins possibles.

Chapitre 9 :
L'ÉCOLOGIE EN RADIOLOGIE

Impact environnemental des équipements et des consommables

La radiologie, malgré ses avancées médicales spectaculaires, n'est pas sans impact sur l'environnement. Des machines imposantes, une consommation d'électricité considérable, des déchets spécifiques... Tous ces éléments ont des conséquences écologiques. Voici un examen de l'impact environnemental de la radiologie.

1. Fabrication des équipements :

   Ressources extraites : La production de machines sophistiquées nécessite des métaux rares, du plastique et d'autres matériaux, dont l'extraction peut perturber les écosystèmes.

   Émissions de CO2 : La fabrication des équipements de radiologie génère des émissions carbone, notamment lors de la production des composants électroniques.

2. Consommation d'énergie des équipements :

   Usage intensif : Les appareils comme les CT scanners et les IRM sont énergivores, surtout lorsqu'ils fonctionnent presque en continu dans les grands hôpitaux.

   Besoin de refroidissement : Certains équipements, notamment l'IRM, nécessitent des systèmes de refroidissement qui consomment également de l'énergie.

3. Déchets et consommables :

   Déchets radiographiques : Les films radiographiques traditionnels contiennent des produits chimiques qui peuvent être nocifs s'ils ne sont pas correctement éliminés.

Consommables à usage unique : Des articles tels que les draps, les vêtements de protection et autres peuvent générer une quantité importante de déchets.

4. Fin de vie des équipements :

Élimination : Les machines de radiologie ont une durée de vie limitée. Leur mise au rebut nécessite une décontamination et un recyclage appropriés, ce qui n'est pas toujours réalisé de manière optimale.

Réutilisation et recyclage : Alors que certaines pièces peuvent être recyclées, d'autres, notamment les composants électroniques, peuvent finir en décharge, avec un impact environnemental associé.

5. Produits de contraste et médicaments :

Fabrication : La production de produits de contraste nécessite des ressources et génère des déchets.

Élimination : Une fois utilisés, ces produits sont souvent excrétés par les patients et peuvent finir dans les eaux usées, impactant les milieux aquatiques.

6. Réduction de l'impact :

Transition vers le numérique : Le passage de la radiographie analogique à la radiographie numérique réduit considérablement la quantité de déchets chimiques.

Économies d'énergie : Des machines plus efficaces et une utilisation plus rationnelle peuvent réduire la consommation d'énergie.

Formation et sensibilisation : Éduquer le personnel sur l'importance de réduire les déchets et de recycler peut avoir un impact significatif.

Il est essentiel que le domaine de la radiologie prenne en compte son impact environnemental, non seulement pour préserver la planète, mais aussi pour assurer la pérennité de ses pratiques. Les innovations technologiques et les nouvelles approches peuvent aider à minimiser cet impact tout en maintenant, voire en améliorant, les standards de soins.

Initiatives vertes en radiologie : réduire, recycler, renouveler

Dans un monde de plus en plus conscient de l'impact environnemental de ses actions, la radiologie n'est pas en reste. Face aux défis écologiques actuels, de nombreuses initiatives vertes voient le jour, cherchant à aligner l'excellence des soins médicaux avec la responsabilité environnementale. Voyons comment la devise « réduire, recycler, renouveler » s'applique à ce domaine.

1. Réduire :

Consommation énergétique : Avec l'adoption d'équipements à haute efficacité énergétique et de systèmes de gestion intelligente de l'énergie, la consommation est réduite, tout en maintenant la performance.

Déchets radiographiques : Le passage de la radiographie analogique à la radiographie numérique élimine le besoin de produits chimiques et réduit les déchets.

Usage de produits de contraste : L'utilisation judicieuse et optimisée des agents de contraste minimise la quantité nécessaire, réduisant ainsi les déchets et les impacts sur l'environnement.

2. Recycler :

Équipements en fin de vie : Au lieu de les envoyer à la décharge, les machines obsolètes sont démontées et leurs composants recyclés.

Consommables : L'utilisation de matériaux recyclables pour les draps, vêtements de protection et autres consommables permet une réutilisation et un recyclage facilités.

Eau : Les systèmes de refroidissement peuvent être conçus pour recycler l'eau, minimisant ainsi la consommation.

3. Renouveler :

Sources d'énergie : L'adoption d'énergies renouvelables, comme l'énergie solaire ou éolienne, pour alimenter les installations de radiologie est une initiative croissante.

Formation continue : La formation régulière du personnel sur les meilleures pratiques écologiques garantit que les initiatives vertes sont mises en œuvre et maintenues.

Collaboration : En travaillant avec des fournisseurs engagés dans des pratiques durables, la radiologie peut encourager une chaîne d'approvisionnement plus verte.

4. Bonus - Sensibilisation :

Campagnes d'information : Sensibiliser le personnel, les patients et le grand public aux initiatives vertes en radiologie renforce l'engagement envers un futur durable.

Incitations : Offrir des incitations, comme des réductions pour les fournisseurs utilisant des matériaux recyclés, peut encourager des pratiques plus écologiques.

La radiologie est bien placée pour mener le mouvement vers des soins de santé plus respectueux de l'environnement. Avec la combinaison de la technologie, de l'innovation et d'un engagement envers la durabilité, il est possible de fournir des soins de haute qualité tout en protégeant notre planète pour les générations futures. La devise « réduire, recycler, renouveler » sert de boussole guidant cette transition essentielle.

Études de cas :
Centres radiologiques éco-responsables

À travers le monde, la prise de conscience de l'urgence écologique incite de plus en plus d'institutions médicales à repenser leurs modes opératoires. Dans le domaine de la radiologie, des centres avant-gardistes ont adopté des démarches éco-responsables, alliant soins médicaux de qualité et respect de l'environnement. Voici quelques études de cas illustrant ces initiatives exemplaires.

1. Le Centre Radiologique de Nordica (CRN), Suède :

Bâtiment éco-conçu : Le CRN a été conçu avec une architecture bioclimatique, maximisant l'utilisation de la lumière naturelle et minimisant les pertes thermiques.

Système de refroidissement innovant : L'utilisation des eaux glaciales locales permet de refroidir les machines, réduisant ainsi la consommation énergétique.

Recyclage des films : Le CRN a mis en place un programme de recyclage des films radiographiques, réduisant considérablement les déchets.

2. Le Centre d'Imagerie GreenTech (CIGT), Californie, États-Unis :

Énergie solaire : Avec une grande installation de panneaux solaires, le CIGT couvre une partie significative de ses besoins énergétiques grâce au soleil.

Programme zéro déchet : Tout, des gobelets en papier aux draps médicaux, est recyclé ou composté, réduisant drastiquement les déchets envoyés en décharge.

Partenariats éco-responsables : Le CIGT s'associe exclusivement à des fournisseurs partageant leur éthique environnementale.

3. Radiologie Alpine ÉcoCentric (RAE), Suisse :

   Isolation thermique : Situé en montagne, le RAE utilise la laine de mouton locale comme isolant, offrant une excellente performance thermique tout en soutenant l'économie locale.

   Transport écologique : Le centre offre des réductions aux patients utilisant des moyens de transport écologiques (vélo, covoiturage) pour se rendre aux rendez-vous.

   Sensibilisation : Des ateliers sur l'éco-responsabilité sont régulièrement proposés aux patients et au personnel.

4. Centre d'Imagerie Biolumière (CIB), Nouvelle-Zélande :

   Gestion de l'eau : Le CIB utilise un système de récupération des eaux de pluie pour les besoins non médicaux et un système de recyclage de l'eau pour les équipements.

   Jardin thérapeutique : Un espace extérieur a été conçu non seulement pour le bien-être des patients, mais aussi comme un écosystème favorisant la biodiversité locale.

   Achat responsable : Le centre privilégie l'achat d'équipements d'occasion ou reconditionnés, prolongeant ainsi la durée de vie des machines et réduisant les déchets.

Ces études de cas montrent que, quelle que soit la taille ou la localisation d'un centre radiologique, des actions concrètes peuvent être mises en œuvre pour réduire son empreinte écologique. Ces initiatives, bien qu'elles nécessitent un investissement initial, peuvent à long terme offrir des économies substantielles et positionner les centres comme leaders dans le domaine de l'éco-responsabilité en santé.

Chapitre 10 :
TECHNIQUES DE POSITIONNEMENT ET D'IMMOBILISATION

L'art du positionnement : obtenir la meilleure image

En radiologie, une image vaut mille mots. La clarté, la précision et la qualité d'une image radiologique peuvent faire la différence entre un diagnostic rapide et précis et des heures d'incertitude. Au cœur de cette quête d'excellence se trouve l'art du positionnement. Comme un photographe ajuste minutieusement son sujet sous l'éclairage parfait, l'infirmier en radiologie manipule et positionne le patient pour obtenir la meilleure prise possible. Décryptons ensemble cette danse délicate entre technologie, anatomie et compassion.

1. Comprendre l'anatomie :
La base de tout bon positionnement repose sur une compréhension approfondie de l'anatomie humaine. Connaître les structures osseuses, musculaires et organiques aide l'infirmier à aligner correctement le patient et l'équipement.

Os et articulations : Le positionnement des structures osseuses, en particulier des articulations, est crucial pour obtenir des images claires.

Organes et tissus : Selon le type d'examen, le positionnement peut nécessiter de mettre en évidence ou d'occulter certains organes ou tissus.

2. Utiliser les équipements à bon escient :
La maîtrise de l'équipement de radiologie est tout aussi essentielle.

Plaque détectrice et tube à rayons X : L'alignement correct entre ces deux éléments garantit une image nette et bien cadrée.

Accessoires : Les cales, coussins et autres dispositifs d'immobilisation peuvent être utilisés pour maintenir le patient dans une position spécifique.

3. Communication avec le patient :

Le positionnement peut parfois être inconfortable. Une bonne communication est donc essentielle pour mettre le patient à l'aise.

Instructions claires : Les patients ne sont pas toujours familiers avec les termes techniques, il est donc important de leur donner des instructions simples et claires.

Empathie : L'infirmier doit toujours faire preuve d'empathie et de patience, en particulier avec les patients anxieux ou douloureux.

4. Techniques spécifiques selon l'examen :

Chaque type d'examen radiologique a ses propres exigences en matière de positionnement.

Radiographie thoracique : Par exemple, le patient doit généralement se tenir debout, les mains sur les hanches et les épaules en avant.

Radiographie de la hanche : Le patient pourrait être allongé, la jambe intérieurement tournée.

5. Répéter si nécessaire :

Même avec le meilleur positionnement, il est parfois nécessaire de refaire une prise. C'est pourquoi la vérification immédiate de la qualité de l'image est cruciale.

6. Se tenir au courant des dernières techniques :

L'art du positionnement évolue avec la technologie et les recherches. Les infirmiers doivent donc se tenir informés des dernières techniques pour offrir les meilleurs soins possibles.

L'art du positionnement en radiologie est une compétence essentielle qui mélange science, technique et compassion.

Quand il est maîtrisé, il permet non seulement d'obtenir des images de qualité supérieure, mais aussi d'assurer une expérience patient optimale. Dans la danse entre l'homme et la machine, l'infirmier en radiologie joue le rôle d'un chef d'orchestre, dirigeant chaque mouvement pour créer une harmonie parfaite.

Techniques et équipements d'immobilisation

Dans le monde de la radiologie, le mouvement est l'ennemi d'une image claire. Les patients peuvent parfois avoir du mal à rester immobiles, que ce soit en raison de la douleur, de l'anxiété ou simplement d'une incompréhension de l'importance de rester statique. Pour obtenir une imagerie précise, il est souvent nécessaire d'utiliser des techniques et des équipements d'immobilisation. Voyons de plus près comment cela est réalisé.

1. Pourquoi l'immobilisation est-elle nécessaire ?

Prévention des artefacts : Tout mouvement pendant la prise de vue peut créer des artefacts, rendant l'image floue ou difficile à interpréter.

Sécurité : Certains examens nécessitent que le patient reste dans une position précise pour éviter tout risque.

Optimisation de l'imagerie : Un bon positionnement stable permet d'obtenir des images de la meilleure qualité possible.

2. Techniques manuelles :

Avant d'avoir recours à des équipements, les infirmiers peuvent utiliser des techniques manuelles.

Guidance verbale : Une communication claire avec le patient peut souvent suffire à obtenir l'immobilité nécessaire.

Soutien physique : Dans certains cas, une légère pression manuelle ou le placement des mains de l'infirmier peut aider à stabiliser une zone.

3. Dispositifs d'immobilisation courants :

Coussins et cales : Ces dispositifs moulés soutiennent et immobilisent certaines parties du corps.

Bandes : Les bandes peuvent être utilisées pour maintenir les membres en place, surtout chez les enfants.

Colliers cervicaux : Utilisés pour stabiliser la colonne cervicale en cas de suspicion de blessure.

Dispositifs de contention pour enfants : Des dispositifs spécifiquement conçus pour immobiliser en douceur les enfants qui pourraient avoir du mal à rester immobiles.

4. Immobilisation pour des examens spécifiques :

Radiographie de la tête : Des dispositifs spéciaux, appelés tête-béquilles, peuvent être utilisés pour stabiliser la tête.

Imagerie de la colonne vertébrale : Des appareils spécifiques sont souvent nécessaires pour maintenir la colonne vertébrale en place et éviter tout mouvement.

5. Considérations particulières :

Patient anxieux : L'utilisation de techniques de relaxation ou la présence d'un proche peut aider.

Patients avec des conditions médicales spécifiques : Certains patients, comme ceux atteints de maladies neurodégénératives, peuvent nécessiter des approches d'immobilisation adaptées.

6. Formation et mise à jour :

La technologie et les techniques d'immobilisation évoluent. Les infirmiers doivent être formés aux dernières méthodes et dispositifs disponibles pour assurer une immobilisation efficace et sécurisée.

L'immobilisation en radiologie est à la fois un art et une science. Alors que la technologie joue un rôle crucial pour obtenir des images nettes, c'est le toucher humain, l'empathie et l'expertise de l'infirmier qui garantissent que chaque patient est traité avec soin et respect. Ces techniques et équipements garantissent non seulement la qualité de l'imagerie, mais aussi le bien-être et la sécurité du patient.

Cas spéciaux : patients âgés, handicapés ou avec d'autres besoins spécifiques

La radiologie, dans toute sa technicité, est avant tout une affaire humaine. Chaque patient qui franchit la porte du service d'imagerie médicale apporte avec lui un ensemble unique de besoins, d'attentes et de défis. Les infirmiers en radiologie sont souvent confrontés à des cas spéciaux, où une approche personnalisée est essentielle. Explorons ces situations délicates et les meilleures pratiques pour y répondre.

1. Patients âgés :
La population vieillissante présente ses propres défis en matière d'imagerie médicale.

Mobilité réduite : Des dispositifs d'aide comme des chaises roulantes ou des marchettes peuvent être nécessaires pour déplacer le patient.

Démence ou confusion : Une communication calme, des gestes rassurants et parfois la présence d'un proche peuvent aider.

Sensibilité accrue : Les personnes âgées peuvent être plus sensibles à la douleur ou à l'inconfort, nécessitant des coussins ou des supports supplémentaires.

2. Patients handicapés :

Qu'il s'agisse d'un handicap physique ou mental, chaque cas nécessite une attention particulière.

- **Handicap physique :** Des équipements adaptés, tels que des tables de radiologie réglables, peuvent être nécessaires. La communication est clé pour déterminer les besoins spécifiques du patient.
- **Handicap mental :** L'approche doit être patiente et empathique, avec des instructions claires. Dans certains cas, une sédation légère peut être envisagée.

3. Patients avec des besoins psychologiques spécifiques :

Certains patients peuvent présenter une anxiété sévère, une phobie ou d'autres besoins psychologiques.

- **Techniques de relaxation :** Des méthodes telles que la respiration profonde ou la distraction peuvent être utiles.
- **Présence d'un proche :** Avoir un membre de la famille ou un ami à proximité peut offrir un réconfort supplémentaire.
- **Environnement adapté :** Dans certains centres, des salles d'imagerie thématiques ou apaisantes sont disponibles pour créer un environnement moins clinique.

4. Patients avec des dispositifs médicaux implantés :

Pacemakers, pompes à insuline, implants cochléaires... tous nécessitent une préparation et des précautions spécifiques en imagerie.

- **Vérification préalable :** Avant tout examen, il est crucial de vérifier la présence de tout dispositif médical implanté.
- **Réglages adaptés :** Certains équipements d'imagerie peuvent nécessiter des ajustements pour éviter d'interférer avec ces dispositifs.

La clé de la gestion réussie des cas spéciaux en radiologie est la flexibilité, la communication et l'empathie. Les infirmiers en radiologie doivent être formés non seulement aux aspects techniques de leur rôle, mais aussi à l'importance cruciale de l'humanité dans les soins. En fin de compte, chaque patient est unique, et c'est cette individualité qui rend le métier d'infirmier en radiologie si précieux et gratifiant.

Chapitre 11 :
LES DÉFIS DE LA RADIOLOGIE
À L'ÈRE NUMÉRIQUE

Téléradiologie :
avantages, défis et implications éthiques

La téléradiologie, qui désigne la transmission électronique d'images radiologiques d'un lieu à un autre pour consultation et interprétation, représente une évolution majeure dans le domaine de la radiologie. Elle permet aux professionnels de la santé de surmonter les contraintes géographiques, d'améliorer l'accès aux soins et de répondre plus rapidement aux besoins des patients. Toutefois, elle présente également des défis uniques et des implications éthiques. Examinons cela de plus près.

1. Avantages de la téléradiologie :

   Accès élargi : Les hôpitaux ou cliniques situés dans des zones reculées ou sous-desservies peuvent bénéficier de l'expertise des radiologues des grands centres.

   Disponibilité 24/7 : La téléradiologie permet d'assurer une couverture radiologique constante, notamment pendant les heures non ouvrables.

   Réduction des délais : Les résultats peuvent être transmis rapidement, améliorant ainsi le délai de prise en charge des patients.

   Spécialisation : La téléradiologie permet l'accès à des sous-spécialistes pour des cas complexes.

2. Défis de la téléradiologie :

   Questions technologiques : La nécessité d'une infrastructure solide, d'une bande passante adéquate et de systèmes de sécurité robustes.

- **Qualité de l'image :** Assurer que la qualité de l'image transmise est optimale pour une interprétation précise.
- **Communication :** Maintenir une communication efficace entre les radiologues, les techniciens en radiologie et les autres professionnels de santé peut s'avérer plus difficile à distance.

3. Implications éthiques :

- **Confidentialité et sécurité des données :** La protection des données des patients est primordiale. Les systèmes de téléradiologie doivent être sécurisés pour prévenir tout risque de violation de données.
- **Qualité des soins :** Les standards de soins doivent être maintenus, quel que soit le lieu d'interprétation. Il est essentiel de s'assurer que la téléradiologie ne compromet pas la qualité de l'évaluation.
- **Responsabilité :** La clarification des responsabilités entre le radiologue sur place et le radiologue à distance est cruciale.
- **Relations avec les patients :** Dans un contexte de téléradiologie, il peut être plus difficile d'établir une relation directe avec le patient, ce qui peut influencer la perception des soins.

La téléradiologie, tout en étant une avancée technologique prometteuse, doit être abordée avec prudence et diligence. Elle offre la possibilité d'étendre l'accès aux soins et de fournir une expertise spécialisée là où elle pourrait être limitée. Toutefois, elle exige également une attention accrue aux détails techniques, à la qualité des soins et à l'éthique. Pour les infirmiers en radiologie et les autres professionnels, cela signifie rester informé, adaptatif et toujours centré sur le patient, même à distance.

Sécurité des données et confidentialité à l'ère du tout numérique

À l'ère du tout numérique, la sécurité des données et la confidentialité sont devenues des préoccupations majeures pour de nombreux secteurs, et la médecine ne fait pas exception. Avec l'évolution rapide des technologies, les systèmes de santé ont adopté des dossiers médicaux électroniques, des plateformes de télémédecine et d'autres outils numériques pour améliorer l'efficacité des soins. Si ces outils offrent de nombreux avantages, ils présentent également des défis en matière de protection des informations sensibles des patients. Examinons en détail les implications de cette transformation digitale.

1. La montée du numérique en médecine :
    Dossiers médicaux électroniques : Centralisation des informations pour un meilleur suivi et une prise de décision plus rapide.
    Télémédecine : Permettant des consultations à distance, optimisant ainsi l'accès aux soins.
    Dispositifs médicaux connectés : Offrant un suivi en temps réel et des alertes automatisées pour les patients et les professionnels de santé.
2. Avantages de la numérisation :
    Efficacité : Réduction du temps d'attente, accès instantané aux informations.
    Accessibilité : Facilitation de la consultation des dossiers par différents professionnels de santé.
    Interopérabilité : Possibilité d'intégrer divers systèmes pour une vision holistique du patient.
3. Risques associés au numérique :
    Attaques et violations : Les cybercriminels peuvent cibler les systèmes de santé pour accéder à des données sensibles ou exiger des rançons.

- **Erreurs humaines :** Des erreurs de saisie ou de mauvaises manipulations peuvent compromettre l'intégrité des données.
- **Pannes techniques :** Des pannes matérielles ou logicielles peuvent rendre les données inaccessibles.

4. Protéger la confidentialité à l'ère du numérique :

- **Protocoles de sécurité robustes :** Les systèmes doivent être équipés de pare-feu, d'antivirus et d'autres mesures de sécurité.
- **Formation du personnel :** Assurer que chaque membre du personnel est conscient des risques et sait comment protéger les données.
- **Mises à jour régulières :** Les logiciels doivent être régulièrement mis à jour pour corriger les vulnérabilités.
- **Audits et évaluations :** Les systèmes devraient être régulièrement évalués pour identifier et corriger les failles potentielles.

5. Considérations éthiques :

- **Consentement éclairé :** Les patients doivent être informés et donner leur consentement pour la collecte, le stockage et le partage de leurs données.
- **Transparence :** Les patients devraient avoir accès à leurs informations et savoir comment elles sont utilisées.
- **Responsabilité :** En cas de violation, les organisations doivent prendre la responsabilité d'en informer les parties concernées et de prendre des mesures correctives.

Alors que l'ère numérique apporte des améliorations considérables dans la prestation des soins médicaux, elle vient avec sa propre série de défis en matière de sécurité et de confidentialité. Il est impératif que les professionnels de santé, notamment ceux travaillant en radiologie, soient bien équipés et formés pour naviguer dans ce paysage complexe. La clé est de trouver un équilibre entre l'exploitation des avantages de la technologie et la garantie de la sécurité et de la confidentialité des patients.

Évolutions futures : Intelligence artificielle et automatisation

Alors que la technologie continue de progresser à un rythme effréné, la médecine, et la radiologie en particulier, sont au bord d'une transformation radicale. L'intelligence artificielle (IA) et l'automatisation sont au cœur de cette évolution, promettant d'augmenter la précision des diagnostics, d'améliorer l'efficacité et de repousser les limites de ce que nous considérons comme possible. Examinons les implications potentielles de ces technologies pour le futur de la radiologie.

1. Intelligence artificielle en radiologie :
   Analyse d'image : L'IA peut être formée pour identifier et caractériser les anomalies sur les images, parfois avec une précision supérieure ou égale à celle des radiologues humains.
   Amélioration de l'image : L'utilisation d'algorithmes pour améliorer la qualité des images, réduire le bruit et optimiser les paramètres d'imagerie.
2. Avantages de l'IA :
   Efficacité : Réduction du temps nécessaire pour analyser les images, ce qui permet de traiter plus de patients en moins de temps.
   Précision : Minimisation des erreurs humaines, réduisant ainsi les diagnostics manqués ou incorrects.
   Prédictivité : Utilisation des données pour prédire les risques futurs ou la progression de la maladie.

3. Défis de l'IA :

   Éthique : Qui est responsable en cas d'erreur de diagnostic par une machine ? Comment garantir que l'IA est utilisée éthiquement ?

   Formation : Les professionnels doivent être formés non seulement pour utiliser ces outils, mais aussi pour comprendre leurs limites.

   Coût : La mise en place de systèmes d'IA avancés peut nécessiter des investissements financiers importants.

4. Automatisation en radiologie :

   Flux de travail : Automatisation des tâches répétitives, comme le tri des images, le suivi des patients et la gestion des rendez-vous.

   Maintenance prédictive : Utilisation de l'IA pour anticiper les besoins de maintenance des équipements, réduisant ainsi les temps d'arrêt.

5. L'interaction humain-machine :

   Complémentarité : L'IA n'est pas là pour remplacer les radiologues, mais pour les compléter, en leur fournissant des outils qui augmentent leur capacité à diagnostiquer et à traiter.

   Confiance : Construire une relation de confiance entre les professionnels de santé et les systèmes automatisés est crucial pour assurer une adoption réussie.

L'avènement de l'intelligence artificielle et de l'automatisation en radiologie marque le début d'une nouvelle ère. Bien que ces technologies offrent des avantages indéniables en termes d'efficacité et de précision, elles posent également des questions éthiques et pratiques qui doivent être abordées avec prudence. L'objectif ultime est d'harmoniser l'expertise humaine avec la puissance de la machine, créant ainsi un avenir où la technologie et l'humanité travaillent de concert pour offrir des soins de santé de la plus haute qualité.

Chapitre 12 :
GESTION DES PATIENTS
À BESOINS PARTICULIERS

Patients avec des déficiences cognitives ou physiques

L'imagerie médicale est une étape cruciale pour de nombreux patients lors de leur parcours de soins, mais elle peut présenter des défis particuliers pour ceux qui ont des déficiences cognitives ou physiques. Ces patients ont des besoins spécifiques qui nécessitent une attention et une prise en charge adaptées pour garantir non seulement la qualité des soins, mais aussi leur sécurité et leur confort pendant les examens radiologiques.

1. Comprendre le patient :
   Démystifier les déficiences : Sensibilisation aux différents types de déficiences, qu'elles soient cognitives (comme la démence, l'autisme, le retard mental) ou physiques (comme la paralysie, les amputations).
   Communication : Adopter des techniques de communication adaptées à chaque patient, notamment en utilisant des aides visuelles ou des gestes.
2. Adapter l'environnement :
   Aménagement : Assurer la facilité d'accès aux équipements, notamment pour les patients en fauteuil roulant.
   Confort : Créer un environnement apaisant, en utilisant par exemple une lumière tamisée ou une musique douce pour les patients anxieux ou agités.

3. Techniques spécifiques d'imagerie :

Positionnement : Utiliser des aides et des techniques de positionnement spécifiques pour assurer la clarté de l'image tout en garantissant le confort du patient.

Durée de l'examen : Anticiper la possibilité que certains examens prennent plus de temps en raison des besoins particuliers du patient.

4. Sécurité avant tout :

Immobilité : Pour les patients qui ont du mal à rester immobiles, envisager l'utilisation d'équipements d'immobilisation doux ou de techniques de distraction.

Surveillance : Une surveillance constante est essentielle, surtout si le patient est susceptible de retirer des dispositifs médicaux ou de se déplacer pendant l'examen.

5. Le rôle de l'aidant :

Présence : Dans de nombreux cas, la présence d'un aidant familier peut être bénéfique pour rassurer et guider le patient.

Formation : Les aidants peuvent être formés à des techniques simples pour aider à positionner et rassurer le patient.

6. Après l'examen :

Debriefing : Prendre le temps d'expliquer les résultats de l'examen au patient et à l'aidant, en utilisant un langage simple et compréhensible.

Retour d'expérience : Solliciter les retours des patients et des aidants pour continuellement améliorer la prise en charge.

Prendre en charge les patients ayant des déficiences cognitives ou physiques en radiologie nécessite une approche holistique, centrée sur le patient. En comprenant leurs besoins et en adaptant l'environnement et les techniques utilisées, il est possible de garantir une

93

expérience positive pour le patient tout en obtenant les images diagnostiques nécessaires.

Radiologie en fin de vie et soins palliatifs

La radiologie joue un rôle essentiel même dans les phases terminales de la vie d'un patient. Pour ceux en soins palliatifs, les examens d'imagerie peuvent aider à gérer la douleur, évaluer la progression de la maladie ou simplement améliorer la qualité de vie restante. Toutefois, la décision d'utiliser la radiologie dans ce contexte doit être prise avec discernement, en équilibrant les avantages potentiels avec le confort du patient.

1. L'importance de la communication :
   Dialogue avec l'équipe de soins : Une collaboration étroite entre radiologues, oncologues, infirmiers spécialisés et autres professionnels de santé est essentielle pour déterminer la meilleure stratégie d'imagerie.
   Parler au patient et à la famille : Comprendre les souhaits du patient, expliquer clairement les avantages et les inconvénients de chaque examen, et respecter leurs décisions.
2. Choix de l'examen radiologique :
   Pertinence : Tous les examens ne sont pas nécessaires. Les demandes d'imagerie devraient viser à améliorer le confort du patient ou à répondre à une question médicale précise.
   Minimiser l'inconfort : Opter pour des méthodes non invasives ou moins inconfortables lorsque cela est possible.
3. Gestion de la douleur et du confort :
   Positionnement : Des coussins, des aides au positionnement et d'autres dispositifs peuvent être

utilisés pour rendre le processus aussi confortable que possible.

- **Durée :** Si un examen doit être long, des pauses peuvent être nécessaires, ou il peut être utile de fractionner l'examen en plusieurs sessions courtes.

4. Objectifs des examens d'imagerie :

- **Gestion de la douleur :** Localiser la cause de la douleur pour la traiter plus efficacement.
- **Évaluation de la progression :** Bien que les soins palliatifs ne visent pas à guérir, il est parfois utile de savoir comment une maladie progresse pour ajuster les traitements.
- **Planification du traitement :** Aider les cliniciens à planifier des interventions pour améliorer le confort, comme le drainage d'un épanchement.

5. Aspects éthiques :

- **Consentement éclairé :** Assurez-vous que le patient et/ou sa famille comprennent l'objectif de l'examen, ses risques et ses avantages.
- **Respect des souhaits :** Certains patients pourraient refuser des examens supplémentaires, et ces décisions doivent être respectées.

6. Retour sur l'examen :

- **Communication des résultats :** Les résultats devraient être communiqués rapidement et de manière empathique, en tenant compte de l'état émotionnel du patient et de sa famille.
- **Soutien psychologique :** Suite aux résultats, des sessions de soutien ou des renvois à des conseillers peuvent être nécessaires.

La radiologie en fin de vie et dans un contexte de soins palliatifs est un défi qui nécessite une combinaison de compétences médicales, éthiques et humaines. Alors que l'objectif principal est d'améliorer la qualité de vie du patient, le respect, la compassion et la communication ouverte sont essentiels pour naviguer dans ce domaine délicat de la médecine.

Communication adaptée et approche centrée sur le patient

Dans le domaine de la radiologie, tout comme dans d'autres domaines médicaux, la communication est un élément essentiel pour garantir une prise en charge efficace et empathique du patient. Chaque patient est unique, avec ses préoccupations, ses antécédents médicaux, ses besoins et ses souhaits. Adopter une communication adaptée et une approche centrée sur le patient est donc primordial pour assurer une expérience positive et des soins de qualité.

1. Écouter avant de parler :
   L'importance de l'écoute active : Comprendre les inquiétudes, les besoins et les attentes du patient en écoutant attentivement.
   Questions ouvertes : Encourager le patient à partager ses pensées et sentiments en posant des questions ouvertes.
2. Adapter le langage :
   Simplicité : Éviter le jargon médical et expliquer les termes techniques de manière simple et compréhensible.
   Clarification : S'assurer que le patient a bien compris les informations fournies en lui demandant de les reformuler ou d'exprimer ses interrogations.
3. Comprendre la personne derrière le patient :
   Antécédents médicaux : Connaître le contexte médical pour adapter les soins.
   État émotionnel : Reconnaître l'anxiété, la peur ou d'autres émotions et offrir un soutien approprié.

4. Communication non verbale :

   Langage corporel : Être conscient de ses propres gestes et postures, ainsi que de ceux du patient.

   Contact visuel : Maintenir un contact visuel approprié pour montrer son attention et sa présence.

5. Mettre le patient au centre des décisions :

   Consentement éclairé : Fournir toutes les informations nécessaires pour permettre au patient de prendre une décision éclairée.

   Participation active : Encourager le patient à participer activement à sa prise en charge, en posant des questions et en exprimant ses préférences.

6. La culture et la diversité :

   Sensibilité culturelle : Respecter et comprendre les différentes croyances, valeurs et pratiques culturelles.

   Interprètes : Faire appel à des interprètes lorsque nécessaire pour surmonter les barrières linguistiques.

7. Gestion des situations difficiles :

   Mauvaises nouvelles : Adopter une approche empathique et transparente lors de la communication de nouvelles désagréables.

   Résistance ou refus : Comprendre les raisons derrière les réactions négatives du patient et offrir des alternatives ou des explications supplémentaires.

8. Utiliser les technologies à bon escient :

   Télémédecine : Offrir des consultations à distance tout en maintenant un niveau élevé de communication et d'empathie.

   Documentation électronique : S'assurer que la saisie des données ne perturbe pas la communication en face à face.

Une communication efficace et une approche centrée sur le patient en radiologie ne se limitent pas à la simple transmission d'informations. Il s'agit d'établir une relation de confiance, de respecter la dignité du patient et de reconnaître ses droits en tant qu'individu. En mettant le patient au cœur de la démarche de soins, les professionnels de santé peuvent offrir une prise en charge optimale tout en renforçant la satisfaction et le bien-être du patient.

Chapitre 13 :
ADAPTATION À LA VIE NOCTURNE :
LE TRAVAIL EN ROTATION
ET LA RADIOLOGIE D'URGENCE

Défis et avantages
du travail en horaires décalés

Le travail en horaires décalés est fréquent dans de nombreux secteurs, notamment dans le domaine médical, où les soins aux patients doivent être assurés 24 heures sur 24, 7 jours sur 7. Ce type d'horaire présente des avantages et des défis spécifiques, tant pour les professionnels de santé que pour les établissements. Abordons-les d'une manière fluide et détaillée.

Défis du travail en horaires décalés :

Perturbations du rythme circadien : Notre corps est réglé sur un rythme naturel de 24 heures, et tout décalage peut perturber le sommeil, l'humeur et le bien-être général.

Impact sur la santé : Le travail de nuit peut augmenter le risque de maladies chroniques comme les maladies cardiovasculaires, le diabète et l'obésité.

Fatigue et somnolence : Travailler à des heures inhabituelles peut entraîner une fatigue accrue, ce qui peut potentiellement diminuer la vigilance et la capacité à prendre des décisions rapides.

Vie sociale et familiale : Les horaires irréguliers peuvent rendre difficile la planification d'activités sociales ou familiales, pouvant conduire à un sentiment d'isolement.

Risques professionnels : Les périodes nocturnes ou tôt le matin peuvent être associées à une diminution des ressources disponibles, ce qui peut augmenter le stress et les risques d'erreurs.

Avantages du travail en horaires décalés :

- **Prime de nuit ou de weekend :** De nombreux établissements offrent une compensation financière pour les heures travaillées pendant les périodes décalées.

- **Flexibilité :** Certains professionnels apprécient de pouvoir gérer leur temps libre en semaine, évitant ainsi la foule et bénéficiant de temps pour leurs obligations personnelles.

- **Moins de trafic :** Se rendre au travail à des heures non conventionnelles permet souvent d'éviter les embouteillages.

- **Cohésion d'équipe :** Les équipes de nuit ou de fin de semaine développent souvent une forte cohésion en raison de la nature unique de leur travail.

- **Opportunités professionnelles :** Travailler en horaires décalés peut offrir plus d'opportunités pour l'apprentissage et la croissance professionnelle, car on peut être amené à assumer davantage de responsabilités en l'absence de personnel administratif.

Bien que le travail en horaires décalés présente des défis indéniables, il offre également des avantages qui peuvent être très attrayants pour certains professionnels. Une clé pour réussir dans ce mode de travail est de bien comprendre et gérer les impacts potentiels sur la santé et le bien-être, tout en exploitant les aspects positifs pour sa carrière et sa vie personnelle. Une communication ouverte avec les collègues, la direction et la famille est également essentielle pour naviguer avec succès dans ce paysage professionnel unique.

Conseils pour gérer le rythme circadien

Lorsque l'on travaille en horaires décalés, comme c'est souvent le cas en radiologie ou dans d'autres secteurs médicaux, notre rythme circadien, cette horloge biologique interne qui régule de nombreuses fonctions de notre corps, peut être perturbé. Une gestion adéquate du rythme circadien est donc essentielle pour maintenir une bonne santé, une vigilance maximale et une qualité de vie optimale. Voici quelques conseils pour gérer au mieux votre rythme circadien lors de travail en horaires décalés :

Créez un environnement de sommeil idéal :

Assombrissez votre chambre : Utilisez des rideaux opaques pour bloquer la lumière du jour.

Minimisez le bruit : Envisagez d'utiliser des bouchons d'oreille ou une machine à bruit blanc pour masquer les bruits extérieurs.

Gardez la pièce fraîche : Une température légèrement plus froide favorise un meilleur sommeil.

Restez régulier : Même si vous travaillez en horaires décalés, essayez autant que possible de vous coucher et de vous lever à la même heure tous les jours.

Exposition à la lumière :

Avant votre quart de nuit : Essayez de vous exposer à la lumière vive, ce qui peut aider à signaler à votre corps qu'il est temps de se réveiller.

Après votre quart de nuit : Réduisez votre exposition à la lumière vive, en particulier la lumière bleue des écrans, pour signaler à votre corps qu'il est temps de se reposer.

Alimentation adaptée :

Mangez léger la nuit : Évitez les repas lourds ou riches en caféine pendant votre quart de travail.

Restez hydraté : Boire suffisamment d'eau peut aider à rester alerte.

Faites des pauses actives : Si vous ressentez de la somnolence pendant votre quart de travail, prenez un moment pour vous étirer, faire une courte promenade ou pratiquer une respiration profonde.

Limitez la caféine : Si vous devez consommer de la caféine pour rester éveillé, essayez de la limiter au début de votre quart de travail pour éviter d'affecter votre sommeil après.

Sieste stratégique : Une courte sieste avant de commencer votre quart de travail peut aider à améliorer la vigilance. Cependant, limitez la sieste à 20-30 minutes pour éviter la somnolence.

Consultez un spécialiste du sommeil : Si vous avez des difficultés persistantes à dormir ou à rester éveillé pendant votre quart de travail, il peut être utile de consulter un spécialiste du sommeil.

Évitez de changer fréquemment de quart : Si possible, essayez de garder un horaire de travail régulier plutôt que de changer constamment d'horaires.

Planifiez vos jours de repos : Après une série de quarts de nuit, accordez-vous un jour de repos pour permettre à votre corps de se réadapter à un horaire normal.

Gérer son rythme circadien tout en travaillant en horaires décalés est un défi, mais avec une planification et des stratégies adaptées, vous pouvez minimiser les effets négatifs sur votre santé et votre bien-être.

La spécificité de la radiologie d'urgence

La radiologie, en tant que discipline, s'est largement développée au fil des ans, englobant une gamme variée de procédures et d'imageries. Cependant, parmi les nombreuses sous-disciplines de la radiologie, la radiologie d'urgence occupe une position unique, en étant au carrefour entre la technologie de pointe et les situations médicales les plus cruciales.

Qu'est-ce que la radiologie d'urgence ?
La radiologie d'urgence est spécialisée dans l'interprétation rapide et précise des images pour les patients dans un contexte d'urgence. Ces situations peuvent aller d'une blessure sportive survenue soudainement à un accident de voiture, en passant par des complications médicales aiguës.

Importance de la rapidité :

Diagnostic rapide : L'un des principaux rôles de la radiologie d'urgence est de fournir des diagnostics rapides pour faciliter une prise en charge immédiate.

Optimisation du flux de travail : Dans un service d'urgence, chaque minute compte. La capacité à obtenir et à interpréter rapidement une image est cruciale.

Complexité des cas :
Les radiologues d'urgence sont souvent confrontés à des cas plus complexes que ceux d'autres disciplines, car les patients peuvent présenter des blessures multiples ou des conditions médicales aiguës.

Collaboration interdisciplinaire :
La radiologie d'urgence nécessite une collaboration étroite avec d'autres spécialistes, tels que les urgentistes, les

chirurgiens traumatologues, et les neurologues, pour n'en nommer que quelques-uns.

Technologies de pointe :
Les services d'urgence sont souvent équipés des technologies d'imagerie les plus avancées, car un diagnostic précis est essentiel dans ces situations critiques.

Formation spécialisée :
De nombreux radiologues choisissent de suivre une formation supplémentaire pour se spécialiser dans la radiologie d'urgence, se concentrant sur les compétences spécifiques nécessaires pour interpréter avec précision les images dans un contexte d'urgence.

Défis émotionnels :
Le contexte d'urgence peut être stressant non seulement pour les patients et leurs familles, mais aussi pour le personnel médical. Les radiologues d'urgence doivent souvent travailler dans des situations intenses, tout en restant calmes et concentrés.

Innovation constante :
La recherche et le développement dans le domaine de la radiologie d'urgence sont constants. De nouvelles techniques et technologies émergent régulièrement, offrant des méthodes plus efficaces pour diagnostiquer et traiter les patients dans des situations d'urgence.

La radiologie d'urgence est une sous-discipline vitale et dynamique de la radiologie, combinant expertise médicale, technologie de pointe, et compétences en gestion de situations d'urgence. Les professionnels qui travaillent dans ce domaine jouent un rôle essentiel dans la prise en charge des patients dans les moments les plus critiques de leur vie.

Chapitre 14 :
L'IMPORTANCE DU DÉPISTAGE
EN RADIOLOGIE

Techniques de dépistage courantes : mammographie, densitométrie osseuse, etc.

Le dépistage est un élément essentiel de la prévention médicale. C'est l'art et la science de détecter des maladies ou des anomalies avant même l'apparition des symptômes, permettant ainsi une intervention précoce et souvent plus efficace. Dans le domaine de la radiologie, plusieurs techniques sont couramment utilisées pour le dépistage de diverses conditions. Jetons un œil à certaines de ces méthodes et à leur importance.

Mammographie :

Définition : La mammographie est une technique d'imagerie radiologique qui utilise des rayons X pour visualiser l'intérieur des seins.

Indication : Elle est principalement utilisée pour le dépistage du cancer du sein.

Avantages : Cette méthode est capable de détecter des tumeurs avant qu'elles ne deviennent palpables ou d'autres symptômes n'apparaissent.

Mammographie numérique vs analogique : La mammographie numérique permet une visualisation plus précise et une manipulation électronique des images.

Densitométrie osseuse :

Définition : Aussi appelée ostéodensitométrie, elle mesure la densité minérale osseuse.

Indication : Elle est utilisée pour dépister l'ostéoporose et évaluer le risque de fractures.

Principe : Cette technique utilise le rayonnement X pour produire des images des os, généralement la colonne vertébrale, la hanche ou le poignet.

Échographie :

Définition : L'échographie utilise des ondes sonores pour produire des images des organes internes du corps.

Indications : Elle est souvent utilisée pour le dépistage de conditions gynécologiques, obstétriques et cardiaques.

Avantages : Non invasive et sans radiation ionisante, elle est sûre même pendant la grossesse.

Scanner à faible dose pour le dépistage du cancer du poumon :

Définition : C'est une technique de tomodensitométrie qui utilise une faible dose de rayonnement pour visualiser les poumons.

Indication : Pour les fumeurs à long terme ou ceux ayant des antécédents de tabagisme significatifs, cette méthode permet de dépister de manière précoce le cancer du poumon.

Colonographie virtuelle :

Définition : Utilise la tomodensitométrie pour produire des images détaillées du côlon.

Indication : Dépistage du cancer colorectal et des polypes.

Avantages : Non invasive et souvent utilisée en alternative à la coloscopie traditionnelle.

IRM du corps entier :

Définition : L'imagerie par résonance magnétique du corps entier offre une vue complète du corps sans utilisation de rayons X.

Indications : Bien que controversée, certaines personnes choisissent cette méthode pour une évaluation complète, en particulier en présence d'antécédents familiaux de maladies.

La radiologie joue un rôle clé dans le dépistage de nombreuses maladies, permettant une détection précoce et une meilleure gestion de la santé. Il est essentiel pour les professionnels de santé et les patients de comprendre ces techniques et leur importance, assurant ainsi une approche proactive de la santé.

Communication et gestion de l'anxiété du patient

La radiologie, bien qu'essentielle à la médecine moderne, peut souvent être une source d'anxiété pour de nombreux patients. L'inconnu, le bruit des machines, le sentiment d'être enfermé dans une machine d'IRM, ou simplement l'anticipation des résultats peuvent provoquer une véritable détresse. En tant qu'infirmière en radiologie, la communication est cruciale non seulement pour l'efficacité des procédures, mais aussi pour le bien-être du patient.

Comprendre l'anxiété du patient :

Origines de l'anxiété : Les peurs peuvent provenir de l'inconfort physique, de l'inconnu, de l'exposition aux rayons, ou de l'anticipation des résultats.

Symptômes courants : Transpiration, tremblements, vertiges, nausées, ou même une panique complète.

Établir une communication ouverte :

Premier contact : Une première impression positive et rassurante peut mettre le patient à l'aise.

Écoute active : Montrer au patient que ses préoccupations sont entendues et prises au sérieux.

Utiliser un langage clair : Éviter le jargon médical autant que possible et fournir des explications simples sur la procédure.

Techniques de relaxation :

Respiration profonde : Une technique simple mais efficace pour calmer le système nerveux.

Musique ou son apaisant : Certains centres offrent des écouteurs avec de la musique relaxante pendant les procédures.

Visualisation : Encourager le patient à imaginer un lieu ou une situation apaisante.

Anticiper les besoins du patient :

Positionnement : Assurez-vous que le patient est aussi confortable que possible avant de commencer.

Rassurer sur la durée : Informer le patient de la durée probable de la procédure peut aider à atténuer l'anxiété.

Gérer les situations particulières :

Claustrophobie : Les patients qui ont peur des espaces clos peuvent avoir besoin d'ajustements ou même de sédatifs légers.

Enfants : Utiliser des techniques adaptées aux enfants, comme l'utilisation de jouets ou de livres pour détourner leur attention.

Feedback post-procédure :

Rassurer le patient : Même si les résultats ne sont pas immédiats, dire au patient quand il peut s'attendre à recevoir des nouvelles.

Donner des conseils pour après la procédure : Certains patients peuvent ressentir des effets secondaires légers après des procédures comme un scanner avec contraste.

Formation continue :

Ateliers et formations : Se tenir au courant des dernières techniques de communication et de gestion de l'anxiété.

Retours des patients : Encourager les retours d'expérience pour s'améliorer continuellement.

La gestion de l'anxiété des patients en radiologie va bien au-delà de la simple réalisation d'une image. C'est un équilibre délicat entre la technologie et l'humanité, nécessitant une combinaison de compétences techniques et interpersonnelles. En plaçant le bien-être du patient au cœur de leur mission, les infirmières en radiologie jouent un rôle essentiel dans le succès des interventions radiologiques et l'amélioration des soins aux patients.

Le rôle crucial de l'infirmière dans le suivi des patients

Chaque jour, des millions de personnes à travers le monde entrent dans les salles de radiologie, portant en elles l'espoir d'un diagnostic clair, d'une guérison ou d'une meilleure compréhension de leur état de santé. Si le médecin radiologue est celui qui interprète les images, l'infirmière est le pilier qui soutient le patient tout au long du processus. Le rôle de l'infirmière dans le suivi des patients en radiologie est à la fois délicat et essentiel.

L'avant-procédure : Préparation et évaluation

Evaluation médicale : Recueil des antécédents médicaux, des allergies, des médicaments en cours et des éventuelles contre-indications à la procédure.

Education du patient : Explication de la procédure, des risques, des avantages, et réponse aux questions.

Consentement éclairé : Veiller à ce que le patient comprenne et donne son accord pour la procédure.

L'accompagnement pendant la procédure

Soutien émotionnel : Rassurer le patient, offrir une présence rassurante, et établir une communication ouverte.

Surveillance clinique : Surveiller les signes vitaux, détecter les anomalies et réagir rapidement en cas de complications.

Administration de médicaments : Selon la procédure, il peut être nécessaire d'administrer des médicaments, des sédatifs ou des agents de contraste.

Le post-procédure : Suivi et soins

Surveillance continue : Veiller aux effets secondaires ou complications suite à la procédure.

Conseils post-procédure : Informer le patient sur les éventuelles restrictions, médications ou soins nécessaires.

Coordination avec l'équipe médicale : Assurer une transition fluide vers d'autres spécialités ou services si nécessaire.

Suivi à long terme

Rappels : Assurer le suivi des patients pour les examens ultérieurs, les interventions ou les contrôles de routine.

Education continue : Aider les patients à comprendre leurs résultats et à prendre des décisions éclairées sur leurs soins.

Soutien psychologique : Certains résultats peuvent être bouleversants. L'infirmière offre souvent un soutien émotionnel, orientant le patient vers des ressources ou spécialistes si nécessaire.

Le rôle d'intermédiaire

Communication : Servir de passerelle entre le patient et le radiologue, traduisant les termes médicaux et les préoccupations du patient.

Orientation : Guider le patient vers d'autres spécialités ou ressources en fonction de ses besoins.

Formation continue et développement professionnel

Mise à jour des compétences : Le monde de la radiologie évolue rapidement. Les infirmières doivent régulièrement se former pour rester à la pointe des meilleures pratiques.

Participation à la recherche : Certaines infirmières participent ou mènent des études pour améliorer les soins aux patients en radiologie.

L'infirmière en radiologie n'est pas simplement une technicienne ou une assistante; elle est le cœur battant d'une machine bien huilée qui se dévoue à la santé et au bien-être des patients. En combinant des compétences cliniques pointues avec une profonde empathie, elle garantit que chaque patient est traité avec respect, attention et expertise. Dans le tumulte des salles de radiologie, le rôle de l'infirmière dans le suivi des patients est absolument crucial.

Chapitre 15 :
PLANIFICATION DE CARRIÈRE
ET TRANSITIONS PROFESSIONNELLES

Évolution de carrière
dans le domaine de la radiologie

La radiologie est un domaine dynamique de la médecine, combinant des compétences cliniques pointues avec des avancées technologiques en constante évolution. Pour ceux qui débutent leur carrière dans ce domaine, les opportunités de progression et d'évolution sont vastes et variées.

Début de carrière : technicien en radiologie

Formation initiale : Obtenir un diplôme ou une certification d'une école reconnue de technologie radiologique.

Premières responsabilités : Assister les radiologues, réaliser des radiographies de base, se familiariser avec le matériel et les protocoles de sécurité.

Spécialisation

Échographie, mammographie, IRM, scanner : Chacune de ces modalités d'imagerie nécessite une formation spécifique et offre des opportunités distinctes.

Radiologie interventionnelle : Combinaison de techniques chirurgicales et d'imagerie pour des procédures telles que les biopsies ou les cathétérismes.

Infirmière spécialisée en radiologie

Rôle approfondi : Gérer les soins des patients, administrer des médicaments et des agents de contraste, travailler en étroite collaboration avec les radiologues.

Superviseur ou chef d'équipe

Gestion d'équipe : Superviser les techniciens, gérer le planning, assurer la formation continue.

Interface avec d'autres services : Collaborer avec les chirurgiens, les oncologues, et d'autres spécialistes pour optimiser la prise en charge des patients.

Gestionnaire ou administrateur de la radiologie

Gestion opérationnelle : Gérer le budget, les équipements, la maintenance, et veiller à l'efficacité globale du service.

Relation avec les fournisseurs : Sélectionner et négocier avec les fournisseurs d'équipements et de logiciels.

Formateur ou enseignant en radiologie

Écoles de technologie radiologique : Former la prochaine génération de techniciens et de professionnels.

Conférencier ou intervenant : Partager l'expertise lors de conférences ou d'ateliers spécialisés.

Chercheur en radiologie

Recherche clinique : Explorer de nouvelles techniques, des améliorations des protocoles existants ou des innovations technologiques.

Collaboration : Travailler avec des universités, des laboratoires, et des industries pour faire avancer le domaine.

Consultant en radiologie

Conseil : Aider les hôpitaux, les cliniques ou les entreprises à optimiser leurs services de radiologie.

- **Évaluation des technologies :** Tester et recommander de nouveaux équipements ou logiciels.
- Développements technologiques et numériques
  - **Téléradiologie :** Lire et interpréter des images à distance.
  - **Intelligence artificielle :** Collaborer avec des ingénieurs pour développer des outils d'assistance à la lecture et à l'interprétation.
- Retour aux études
- **Poursuivre une spécialisation ou un doctorat :** Approfondir ses compétences ou s'orienter vers la recherche.
- **Formations continues :** Rester à jour avec les dernières avancées du domaine.

L'évolution de carrière dans le domaine de la radiologie est aussi diverse que passionnante. Que l'on choisisse de se spécialiser dans une modalité particulière, de se diriger vers la gestion, l'enseignement ou la recherche, les opportunités sont immenses et permettent à chacun de tracer son propre chemin professionnel.

Considérations pour les infirmières envisageant une transition vers d'autres spécialités ou rôles

La carrière d'une infirmière est souvent marquée par une série de transitions et d'évolutions, motivées par des aspirations personnelles, des opportunités professionnelles, ou simplement le désir de changement. Envisager une transition vers une autre spécialité ou un rôle différent peut être une décision stimulante mais complexe. Voici quelques considérations essentielles pour aider dans ce cheminement.

Autodiagnostic et introspection

Motivations : Qu'est-ce qui motive ce désir de changement? Recherchez-vous de nouveaux défis, une meilleure qualité de vie, ou avez-vous des aspirations professionnelles spécifiques?

Aptitudes et compétences : Quelles sont vos forces et faiblesses? Comment se comparent-elles aux exigences du nouveau rôle ou de la nouvelle spécialité?

Renseignement sur la nouvelle spécialité/le nouveau rôle

Responsabilités et tâches : Qu'implique concrètement ce nouveau rôle? Quelle sera votre journée type?

Formation et qualifications : Quel niveau de formation est requis? Faut-il des certifications spécifiques?

Considérations pratiques

Impact sur la vie personnelle : Le nouveau rôle exigera-t-il des horaires plus longs ou décalés? Comment cela affectera-t-il votre équilibre vie professionnelle/vie personnelle?

Perspectives financières : Y a-t-il des implications financières, que ce soit en termes de salaire, de formation ou d'autres coûts associés?

Formation et préparation

Cursus et certifications : Renseignez-vous sur les programmes de formation ou les cours disponibles.

Stages et mentorat : Un stage ou un mentorat dans le nouveau domaine peut offrir une expérience précieuse et des insights pratiques.

Réseautage

Échanges avec des professionnels : Parlez à des personnes qui travaillent déjà dans la spécialité ou le rôle visé. Leurs retours d'expérience peuvent être inestimables.

Participation à des séminaires et conférences : Ces événements peuvent offrir des opportunités d'apprentissage et de networking.

Impact sur la carrière à long terme

Opportunités d'évolution : Comment cette transition influencera-t-elle votre carrière sur le long terme? Ouvrira-t-elle des portes vers d'autres rôles ou spécialités?

Adéquation avec les objectifs personnels : Cette transition est-elle en phase avec vos aspirations à long terme?

Préparation mentale et émotionnelle

Gérer l'incertitude : Tout changement comporte une part d'incertitude. Êtes-vous prêt(e) à gérer les défis et les moments d'inconfort qui peuvent surgir?

Confiance en soi : Cultiver la confiance en vos compétences et votre capacité d'adaptation est crucial pour une transition réussie.

Feedback et évaluation

Recherche de feedback : Une fois la transition entamée, cherchez régulièrement des retours d'information pour vous améliorer.

Évaluation personnelle : Prenez le temps de réfléchir sur ce qui fonctionne et ce qui nécessite des ajustements.

La transition vers une nouvelle spécialité ou un rôle différent en tant qu'infirmière est un voyage qui nécessite réflexion, préparation et adaptabilité. Chaque étape, du choix initial à l'intégration dans le nouveau rôle, est une occasion d'apprentissage et de croissance personnelle et professionnelle.

Retraite et post-carrière : réflexions et préparation

La perspective de la retraite, après une carrière dévouée en tant qu'infirmière en radiologie, suscite souvent une palette d'émotions : de l'excitation à la nostalgie, en passant par une certaine appréhension. Se préparer à cette nouvelle étape de vie nécessite autant d'attention, de réflexion et de préparation que le début ou le milieu de sa carrière. Voici un guide pour aborder cette transition de manière éclairée et sereine.

Prise de conscience et anticipation

Réflexion sur la retraite : Qu'évoque pour vous la retraite? Est-ce un moment de repos, une période pour poursuivre d'autres passions ou une combinaison des deux?

Planification financière : Évaluez vos économies, vos investissements et votre couverture médicale. Consultez un conseiller financier pour planifier de manière optimale.

Santé et bien-être

Évaluation médicale : Faites un bilan de santé complet pour identifier et prévenir d'éventuels problèmes de santé.

Activité physique et nutrition : Adoptez un mode de vie sain pour profiter pleinement de cette nouvelle étape.

Nouveaux horizons et passions

Loisirs et hobbies : C'est le moment d'explorer des activités que le temps ou les responsabilités professionnelles ne permettaient pas auparavant.

Engagement communautaire : Pensez à donner en retour, que ce soit par le biais du bénévolat ou d'autres formes d'engagement.

Émotion et soutien psychologique

Gestion des émotions : La retraite est une étape significative qui peut susciter de la mélancolie ou de l'anxiété. Considérez la possibilité de consulter un professionnel pour gérer ces émotions.

Réseautage avec des retraités : Échangez avec des collègues déjà à la retraite pour obtenir des conseils et partager des expériences.

Éducation et formation continue

Cours et ateliers : La retraite offre une opportunité d'apprendre et de développer de nouvelles compétences, que ce soit pour le plaisir ou pour une reconversion professionnelle.

Voyages et explorations

Découverte du monde : Si les conditions le permettent, envisagez de voyager pour découvrir de nouvelles cultures et paysages.

Voyages éducatifs : Participez à des voyages organisés sur des thèmes spécifiques pour allier plaisir et apprentissage.

Retour à la profession

Mentorat et coaching : Utilisez votre expérience pour guider et conseiller les jeunes professionnels.

Consultation à temps partiel : Si vous n'êtes pas prêt à quitter complètement le monde professionnel, envisagez des rôles de consultation ou d'enseignement à temps partiel.

Bilan et partage d'expérience

Écriture ou blogging : Considérez la possibilité de partager votre expérience et vos réflexions par le biais de l'écriture, que ce soit dans un livre, un blog ou des articles.

La retraite est une période de renaissance, d'exploration et de découverte de soi. Avec une préparation attentive, elle peut être l'une des périodes les plus enrichissantes et satisfaisantes de la vie.

Chapitre 16 :
GESTION DE LA DOSE DE RADIATION : SÉCURITÉ ET ÉDUCATION

Importance de la minimisation de la dose

La radiologie est un domaine fascinant et essentiel de la médecine moderne, mais il comporte ses propres défis, notamment en ce qui concerne l'exposition aux radiations. Bien que les avancées technologiques aient considérablement réduit les risques associés à l'imagerie médicale, l'importance de minimiser la dose de radiation reçue par le patient reste primordiale. Voici pourquoi.

Réduction des risques pour le patient :
  Effets stochastiques : Les radiations peuvent augmenter le risque de développer un cancer. Bien que le risque associé à un seul examen soit faible, il n'est pas nul.
  Effets déterministes : Des doses élevées peuvent provoquer des dommages tissulaires directs, tels que des brûlures ou des ulcères.
Protection du personnel médical :
  Le personnel travaillant régulièrement avec des équipements radiologiques est également exposé à des radiations. Minimiser la dose est essentiel pour protéger leur santé à long terme.
Bonne pratique médicale :
  Le principe d'ALARA ("As Low As Reasonably Achievable") est largement adopté en radiologie. Il insiste sur le fait que toute exposition aux radiations doit être justifiée et aussi basse que raisonnablement possible.

La justification d'une procédure implique que les bénéfices pour le patient dépassent les risques potentiels.

Enfants et populations sensibles :

Les enfants sont plus sensibles aux radiations que les adultes. Leurs cellules se divisent rapidement, ce qui les rend plus vulnérables. De plus, ils ont une durée de vie plus longue devant eux, ce qui augmente le risque de développer un cancer à la suite d'une exposition aux radiations.

Certains groupes, tels que les femmes enceintes, nécessitent également une attention particulière en matière de radioprotection.

Efficacité diagnostique :

Minimiser la dose ne signifie pas compromettre la qualité de l'image. Grâce aux technologies modernes, il est possible d'obtenir des images de haute qualité avec des doses réduites.

Confiance du patient :

Informer les patients sur les mesures prises pour minimiser leur exposition renforce leur confiance dans les soins qu'ils reçoivent.

Responsabilité éthique et légale :

Les professionnels de santé ont une obligation éthique de ne pas nuire ("primum non nocere"). Ils sont également tenus, par la loi, de respecter les normes de radioprotection.

La minimisation de la dose est au cœur de la radiologie moderne. Elle reflète un engagement continu envers la sécurité du patient, la qualité des soins et l'excellence professionnelle. À mesure que la technologie continue de progresser, il est impératif que les professionnels restent vigilants et informés pour garantir le bien-être de tous ceux impliqués.

Techniques de radioprotection pour le patient et le professionnel

La radioprotection est une composante essentielle de la pratique radiologique. Elle vise à protéger à la fois les patients et les professionnels de santé des effets nocifs potentiels des radiations ionisantes. Dans un domaine où l'exposition aux rayonnements est une nécessité quotidienne, adopter des techniques de radioprotection efficaces est non seulement une responsabilité éthique, mais aussi une obligation légale.

1. Pour le patient :

Justification de l'examen : Avant de procéder à un examen radiologique, il est essentiel de s'assurer qu'il est médicalement justifié. Cela implique d'évaluer les avantages potentiels par rapport aux risques associés à l'exposition aux radiations.

Optimisation de la dose : Utilisez le réglage le plus bas possible pour obtenir une image diagnostique de qualité. Les appareils modernes ont des paramètres qui adaptent automatiquement la dose en fonction de l'âge, de la taille et de la région anatomique.

Protection plombée : Utilisez des écrans, des tabliers et des colliers en plomb pour protéger les zones sensibles qui n'ont pas besoin d'être irradiées.

Évitement de radiographies inutiles : Ne pas répéter les radiographies sauf si c'est absolument nécessaire.

Communication : Informer le patient des risques et des bénéfices, et obtenir son consentement éclairé.

2. Pour le professionnel :

Éloignement : La quantité de rayonnement reçue est inversement proportionnelle au carré de la distance. En d'autres termes, plus on s'éloigne de la source, moins on reçoit de rayonnements.

Blindage : Utilisez des paravents en plomb ou des cabines pour se protéger pendant l'exposition.

Temps d'exposition : Minimisez le temps passé à proximité de la source de rayonnement. Chaque seconde compte.

Protection personnelle : Portez toujours un tablier en plomb, des lunettes de protection, et d'autres équipements de protection individuelle lorsque vous travaillez près de sources de rayonnement.

Surveillance : Portez des dosimètres personnels pour surveiller et enregistrer votre exposition cumulée.

Formation : Assurez-vous d'être régulièrement formé et informé des meilleures pratiques en matière de radioprotection.

Entretien des équipements : Garantir que tous les appareils sont régulièrement vérifiés et entretenus pour s'assurer qu'ils fonctionnent de manière optimale et sûre.

Protocoles de travail : Avoir des protocoles clairs sur la manière de procéder aux examens, de manière à limiter autant que possible l'exposition aux radiations.

La radioprotection est un engagement constant pour garantir la sécurité du patient et du professionnel. Elle nécessite une prise de conscience constante, une formation continue, et une mise à jour régulière des connaissances et des compétences. En fin de compte, elle représente un équilibre entre assurer des soins de qualité au patient tout en minimisant les risques associés à l'exposition aux rayonnements.

Éducation des patients sur les risques et avantages de la radiation

Il est courant que les patients soient anxieux à l'idée de subir des examens qui utilisent des radiations, principalement en raison de préoccupations liées aux risques pour la santé. En tant que professionnel de santé, il est de votre responsabilité d'informer et d'éduquer le patient, en offrant des explications claires et en répondant à toutes leurs questions. Cette démarche peut aider à réduire l'anxiété du patient et à obtenir sa collaboration lors de l'examen.

1. Introduction à la radiation

   Définition : Expliquer simplement ce qu'est la radiation et comment elle interagit avec le corps.

   Types de radiation : Distinguer entre radiations ionisantes (comme les rayons X) et non ionisantes (comme les ultrasons).

2. Avantages de la radiation en médecine

   Diagnostic précis : Les radiations permettent d'obtenir des images détaillées de l'intérieur du corps, facilitant la détection de nombreuses pathologies.

   Interventions thérapeutiques : Dans certaines situations, comme en radiothérapie, les radiations sont utilisées pour traiter des maladies.

   Moins invasif : De nombreux examens radiologiques évitent la nécessité de procédures plus invasives.

3. Risques associés à la radiation

   Exposition accumulée : Discuter de la manière dont l'exposition aux radiations s'accumule au fil du temps.

   Probabilité de dommages cellulaires : Bien que faible, il existe un risque que les radiations ionisantes endommagent l'ADN des cellules.

   Risques pour les populations spécifiques : Les femmes enceintes et les enfants sont plus sensibles aux effets des radiations.

4. Mesures de sécurité et de prévention

   Minimisation de la dose : Souligner l'engagement du personnel médical à utiliser la dose minimale requise.

Équipement de protection : Expliquer l'utilisation d'écrans, tabliers en plomb, et autres équipements pour protéger certaines parties du corps.

Contrôles réguliers de l'équipement : Assurer au patient que l'équipement est régulièrement vérifié pour garantir sa sécurité et son efficacité.

5. Importance du consentement éclairé

Information complète : S'assurer que le patient comprend les bénéfices et les risques associés à la procédure.

Liberté de choix : Le patient doit se sentir libre de poser des questions, d'exprimer des préoccupations et de prendre une décision éclairée.

6. Répondre aux préoccupations et aux mythes

Clarification : Corriger toute idée fausse que le patient pourrait avoir concernant la radiation.

Références crédibles : Orienter le patient vers des ressources fiables s'il souhaite approfondir ses connaissances.

Éduquer le patient est une étape cruciale pour garantir sa compréhension et sa coopération. Un patient bien informé est plus enclin à suivre les instructions, ce qui peut conduire à des résultats diagnostiques ou thérapeutiques plus efficaces. En prenant le temps d'expliquer et de rassurer, vous renforcez la confiance du patient dans les soins prodigués.

Chapitre 17 :
PRISE EN CHARGE DES PATIENTS AVEC DES BESOINS SPÉCIFIQUES

Radiologie et patients avec des troubles du spectre autistique

La prise en charge des patients atteints de troubles du spectre autistique (TSA) en radiologie présente des défis uniques pour les professionnels de santé. Ces patients peuvent avoir des besoins spécifiques et des réactions variées à l'environnement radiologique, nécessitant une approche personnalisée. Cependant, avec une préparation adéquate et une compréhension profonde des particularités de ces patients, il est possible de leur offrir une expérience optimale.

1. Comprendre le spectre autistique
  - **Définition et variabilité :** Il est essentiel de reconnaître que l'autisme est un spectre, avec une vaste gamme de symptômes et de niveaux de fonctionnement.
  - **Sensibilités sensorielles :** De nombreux individus avec TSA peuvent être hypersensibles ou hyposensibles à certaines stimulations, comme les lumières vives ou les bruits forts.
2. Préparation en amont
  - **Liaison avec les soignants :** Discuter avec les parents ou les soignants pour obtenir des informations sur les particularités, les préférences et les déclencheurs potentiels du patient.
  - **Visites préalables :** Si possible, permettre au patient de visiter le service de radiologie avant l'examen pour se familiariser avec l'environnement.

Ressources visuelles : Utiliser des séquences d'images ou des vidéos pour montrer au patient ce à quoi s'attendre pendant l'examen.

3. Adapter l'environnement

Réduction des stimuli : Diminuer les lumières vives et les bruits forts qui peuvent être perturbants pour le patient.

Espaces sécurisés : Offrir un espace calme et sécurisé pour que le patient puisse se détendre avant l'examen.

Outils de distraction : Proposer des objets familiers ou des jouets sensoriels pour aider à détendre le patient.

4. Communication adaptée

Langage clair et concret : Utiliser des phrases simples et éviter les expressions figurées.

Supports visuels : Compléter les explications verbales avec des supports visuels, comme des dessins ou des pictogrammes.

Vérifier la compréhension : S'assurer que le patient a bien compris les instructions et les attentes.

5. Flexibilité pendant l'examen

Allouer plus de temps : Reconnaître que certains patients avec TSA peuvent nécessiter plus de temps pour se sentir à l'aise et coopérer.

Présence d'un soignant : Si cela peut aider le patient à se détendre, permettre à un parent ou à un soignant de rester à proximité pendant l'examen.

6. Après l'examen

Feedback positif : Féliciter le patient pour sa coopération, quels que soient les défis rencontrés.

Suggestions pour les futures visites : Demander aux soignants des retours sur ce qui a fonctionné et ce qui pourrait être amélioré pour les prochaines visites.

La prise en charge des patients avec TSA en radiologie nécessite empathie, patience, et adaptabilité. En s'engageant à offrir une expérience positive et en comprenant les besoins uniques de ces patients, les professionnels de la radiologie peuvent assurer une qualité de soins optimale pour tous.

Adapter la procédure pour les patients souffrant de troubles anxieux

La radiologie, malgré ses bienfaits diagnostiques indéniables, peut être une source d'anxiété pour de nombreux patients. Pour ceux qui ont déjà des troubles anxieux, cette expérience peut être particulièrement éprouvante. En tant que professionnel de santé, adapter votre approche pour ces patients est non seulement une question de bienveillance, mais aussi d'efficacité médicale. Voici des étapes et recommandations pour mieux accompagner ces patients :

1. Identification précoce et communication
   - **Antécédents médicaux :** Vérifiez si le patient a des antécédents de troubles anxieux lors de la prise des informations médicales.
   - **Dialogue ouvert :** Encouragez les patients à exprimer leurs craintes ou inquiétudes concernant la procédure.
2. Préparation en amont
   - **Visites préalables :** Permettre au patient de visiter le service de radiologie à l'avance pour se familiariser avec l'environnement.
   - **Ressources éducatives :** Fournir des brochures, vidéos ou autres supports d'information qui décrivent en détail la procédure.

3. Adapter l'environnement

Ambiance apaisante : Utilisez un éclairage tamisé, des couleurs douces, et envisagez de diffuser une musique douce si cela convient au patient.

Soutien émotionnel : Si cela peut aider le patient à se détendre, permettez-lui d'avoir un proche ou un thérapeute à ses côtés.

4. Techniques de relaxation

Respiration guidée : Encouragez le patient à adopter des techniques de respiration profonde pour se détendre.

Distraction : Proposer des écouteurs pour écouter de la musique ou un podcast pendant la procédure, si cela est faisable.

5. Présence rassurante du personnel

Empathie : Montrez de la compréhension, écoutez activement et rassurez le patient sur le professionnalisme de l'équipe.

Communication claire : Informez le patient étape par étape de ce qui se passe, évitez les surprises.

6. Possibilité d'une médication

Sédatifs légers : Dans les cas où l'anxiété est très élevée, discutez de la possibilité d'administrer un sédatif léger après consultation avec le médecin traitant.

7. Après l'examen

Débriefing : Prenez un moment pour discuter avec le patient de son expérience, pour qu'il puisse exprimer ses ressentis.

Retours pour améliorations : Demandez au patient s'il a des suggestions pour rendre l'expérience moins anxiogène à l'avenir.

La prise en charge des patients souffrant de troubles anxieux en radiologie nécessite une sensibilité accrue aux besoins émotionnels et psychologiques du patient. En reconnaissant et en adressant activement ces besoins, les professionnels peuvent non seulement améliorer l'expérience du patient, mais aussi obtenir de meilleurs résultats diagnostiques grâce à la coopération du patient.

Techniques pour gérer les patients claustrophobes

La claustrophobie est une peur intense des espaces confinés. En radiologie, cela peut poser des problèmes particuliers lors des examens comme l'IRM, où le patient est allongé dans une machine étroite. Comprendre et gérer cette peur est essentiel pour assurer une expérience positive pour le patient et obtenir des images de qualité. Voici quelques techniques pour aborder la claustrophobie en radiologie :

1. Évaluation préliminaire
   Questionnaire : Intégrez des questions relatives à la claustrophobie lors de la prise des antécédents du patient. Cela permet de détecter les éventuelles appréhensions en amont.
2. Préparation et information
   Explication détaillée : Décrivez la procédure en détail, expliquez la durée de l'examen, les bruits que le patient pourrait entendre, etc.
   Visite du service : Si possible, faites visiter la salle d'IRM au patient avant l'examen pour qu'il puisse se familiariser avec l machine et l'environnement.
3. Adapter l'environnement
   Miroirs : Certains équipements d'IRM sont dotés de miroirs permettant au patient de voir à l'extérieur du tube, donnant ainsi une sensation d'espace.
   Lumière : Un éclairage doux ou une lumière changeante de couleur à l'intérieur du tube peut aider à détendre certains patients.

4. Communication pendant l'examen

Contact constant : Assurez-vous que le patient sait qu'il peut communiquer avec le technicien à tout moment. Fournissez-lui un moyen, comme une sonnette ou un ballon, pour signaler s'il a besoin de faire une pause.

Mise à jour régulière : Informez le patient régulièrement de la durée restante de l'examen.

5. Techniques de relaxation

Respiration : Encouragez le patient à pratiquer la respiration profonde pour réduire l'anxiété.

Musique ou méditation guidée : L'utilisation d'écouteurs pour écouter de la musique douce ou une méditation guidée peut aider à distraire et à calmer le patient.

6. Utilisation de sédatifs

Si les techniques de relaxation ne suffisent pas, discutez avec le médecin traitant de la possibilité d'administrer un sédatif léger.

7. Alternatives à l'IRM traditionnelle

IRM ouverte : Si votre établissement en dispose, proposez un examen avec une IRM ouverte, qui est moins confinante.

8. Accompagnement

Présence rassurante : Pour certains patients, la présence d'un proche à leurs côtés pendant l'examen (tant que cela n'affecte pas la qualité des images) peut aider.

Traiter la claustrophobie en radiologie nécessite patience, empathie et adaptabilité. En prenant le temps de comprendre les besoins du patient et en utilisant des techniques adaptées, il est possible de créer une expérience plus confortable pour le patient tout en assurant des images de qualité pour le diagnostic.

Chapitre 18 :
TECHNOLOGIES ÉMERGENTES
ET FUTUR DE LA RADIOLOGIE

Regard sur l'évolution potentielle de l'imagerie médicale

L'imagerie médicale a traversé un voyage remarquable depuis la découverte des rayons X en 1895. À l'intersection de la technologie et de la médecine, ce domaine n'a cessé d'évoluer, améliorant la précision du diagnostic, le confort du patient et le flux de travail des professionnels de santé. Jetons un œil sur les tendances et innovations qui pourraient façonner l'avenir de l'imagerie médicale.

1. Intelligence Artificielle (IA) et apprentissage automatique
   - **Analyse et interprétation :** L'IA pourrait aider à détecter des anomalies subtiles, souvent invisibles à l'œil humain, rendant les diagnostics plus précis.
   - **Optimisation des protocoles d'imagerie :** L'IA pourrait ajuster les paramètres de l'équipement en temps réel pour obtenir les meilleures images possibles.
2. Imagerie hybride
   - Combinaison de modalités d'imagerie telles que PET-IRM ou PET-CT pour fournir des informations complémentaires, améliorant ainsi le diagnostic et la planification thérapeutique.
3. Imagerie 3D et réalité augmentée
   - Les chirurgiens pourraient utiliser des images tridimensionnelles interactives pour planifier et simuler des interventions chirurgicales complexes.

4. Radiomique :

La radiomique vise à extraire une grande quantité de caractéristiques à partir d'images médicales, ouvrant la voie à des analyses plus détaillées des tumeurs et des pathologies.

5. Avancées en matière de contraste

Développement de nouveaux agents de contraste plus sûrs et plus spécifiques pour différentes pathologies.

6. Imagerie moléculaire :

Visualisation des processus biochimiques au niveau moléculaire, offrant un potentiel pour la détection précoce des maladies.

7. Équipements plus éco-responsables :

Conception d'équipements utilisant moins de radiation ou de produits chimiques nuisibles, dans le respect des initiatives vertes.

8. Portabilité et téléradiologie :

Avec les progrès technologiques, l'imagerie pourrait devenir plus mobile, permettant des diagnostics à distance et offrant des solutions pour les régions éloignées ou sous-équipées.

9. Imagerie sans radiation :

Recherche sur des modalités d'imagerie qui n'utilisent pas de radiations, comme certaines formes d'ultrason ou d'IRM.

10. Formation immersive :

Utilisation de la réalité virtuelle et augmentée pour former les professionnels de l'imagerie, les plongeant dans des scénarios virtuels pour une expérience d'apprentissage en profondeur.

L'évolution potentielle de l'imagerie médicale promet de révolutionner la manière dont les maladies sont diagnostiquées, traitées et gérées. En intégrant les dernières technologies et en plaçant le patient au cœur de chaque innovation, l'avenir de l'imagerie médicale s'annonce à la fois passionnant et prometteur, avec une amélioration continue des soins aux patients.

Impact de l'intelligence artificielle et de la robotique

L'arrivée de l'intelligence artificielle (IA) et de la robotique dans le domaine de la radiologie est comparable à l'émergence des rayons X au début du XXe siècle. Ces technologies changent radicalement la manière dont nous percevons, analysons et utilisons les images médicales. Penchons-nous sur leur impact sur la profession, les patients et la qualité des soins.

1. Amélioration du diagnostic :
   Détection précoce : L'IA peut identifier des anomalies avec une précision stupéfiante, parfois même avant qu'elles ne soient visibles à l'œil humain. Cela peut permettre une intervention précoce et améliorer les pronostics.
   Réduction des erreurs : L'IA offre une deuxième opinion, minimisant les erreurs d'interprétation et évitant des diagnostics erronés ou manqués.
2. Flux de travail optimisé :
   Automatisation des tâches routinières : L'IA peut s'occuper de tâches répétitives, comme la segmentation d'images ou l'annotation, libérant ainsi du temps pour le personnel.
   Priorisation des cas urgents : L'IA peut trier les examens en fonction de la gravité, assurant ainsi que les cas nécessitant une attention immédiate soient traités en priorité.
3. Robotique en radiologie interventionnelle :
   Les robots peuvent assister les radiologues dans des procédures invasives, améliorant la précision,

réduisant les temps de procédure et minimisant la radiation pour le personnel.

4. Personnalisation des soins :

L'IA peut analyser des milliers d'images pour déterminer les meilleures modalités et paramètres d'imagerie pour un patient spécifique.

5. Radioprotection renforcée :

Grâce à l'IA, il est possible d'obtenir des images de haute qualité avec des doses de radiation plus faibles, réduisant ainsi les risques pour les patients.

6. Formation et éducation :

Les systèmes d'IA peuvent servir d'outils pédagogiques pour les étudiants en radiologie, leur fournissant des feedbacks en temps réel et aidant à la formation continue des professionnels.

7. Assistance à distance :

La combinaison de la téléradiologie et de l'IA permet aux radiologues de fournir des diagnostics précis même à distance, ce qui est particulièrement utile pour les régions éloignées ou sous-équipées.

8. Anticipation des défis éthiques :

Avec l'adoption croissante de l'IA, il est essentiel d'établir des lignes directrices éthiques pour garantir la confidentialité des patients, la transparence des décisions et l'absence de biais dans les algorithmes.

Si l'IA et la robotique en radiologie ouvrent des perspectives passionnantes, il est crucial de se rappeler qu'elles sont là pour compléter et non remplacer le rôle du radiologue. L'expertise humaine, la compassion et le jugement clinique restent au cœur de la profession. Toutefois, avec ces outils, les radiologues sont mieux armés pour fournir des soins de qualité, précis et personnalisés à leurs patients.

Réflexions éthiques sur les innovations futures

La radiologie, à la croisée de la technologie et de la médecine, est en constante évolution. Chaque nouvelle avancée offre des perspectives enthousiasmantes pour améliorer les diagnostics et les traitements. Cependant, ces innovations ne sont pas exemptes de préoccupations éthiques. Plongeons dans ces défis et réfléchissons aux meilleures manières de les naviguer.

1. L'Intelligence Artificielle (IA) : Amie ou ennemie ?

    Fiabilité de l'IA : Comment s'assurer que les décisions prises par l'IA sont correctes ? La confiance aveugle en la technologie peut conduire à des erreurs médicales.

    Éducation et formation : Si les jeunes radiologues s'appuient trop sur l'IA, risquent-ils de ne pas développer pleinement leurs compétences diagnostiques ?

2. Confidentialité à l'ère du numérique :

    Protection des données : Avec l'augmentation des données patient en ligne, comment garantir leur sécurité ?

    Consentement du patient : Les patients sont-ils suffisamment informés de la manière dont leurs données sont utilisées, en particulier dans la recherche ?

3. Accessibilité des nouvelles technologies :

    Disparités dans les soins : Tous les établissements de santé peuvent-ils se permettre les dernières innovations ? Risque-t-on de creuser un fossé entre les centres bien équipés et les autres, notamment dans les régions moins développées ?

4. Autonomie du patient et "droit de ne pas savoir" :

    Avec la précision croissante des techniques d'imagerie, nous pouvons détecter des anomalies qui ne sont pas pertinentes pour le problème médical actuel du patient. Quand et comment informer le patient de ces "découvertes fortuites" ?

5. Robotique et déshumanisation des soins :

Si les robots jouent un rôle croissant dans les procédures, comment maintenir l'aspect humain et empathique des soins ? Le rapport médecin-patient risque-t-il d'être altéré ?

6. Évolutions génétiques et imagerie :

Les nouvelles techniques d'imagerie pourraient éventuellement fournir des informations sur la susceptibilité génétique à certaines maladies. Cela pose-t-il des questions d'éthique sur la confidentialité et la discrimination ?

7. Implications éthiques de la recherche :

Comment s'assurer que les essais cliniques impliquant de nouvelles techniques d'imagerie sont réalisés de manière éthique, en particulier dans les populations vulnérables ?

Les innovations en radiologie, bien qu'extrêmement bénéfiques, soulèvent de nombreuses questions éthiques. Pour garantir des soins centrés sur le patient, il est crucial que les professionnels de la radiologie restent vigilants, s'informent régulièrement et engagent des dialogues éthiques sur ces sujets. L'éthique doit marcher main dans la main avec la technologie, assurant ainsi que chaque avancée est réalisée dans l'intérêt supérieur du patient.

Chapitre 19 :
LE DÉVELOPPEMENT PROFESSIONNEL

Se maintenir informé :
Importance de la formation continue

Dans le domaine médical dynamique et technologiquement avancé de la radiologie, le statu quo n'est pas une option. Les professionnels de la santé, notamment les infirmières en radiologie, se retrouvent à la pointe de découvertes, d'innovations et de méthodologies en constante évolution. C'est pourquoi la formation continue est non seulement souhaitable, mais essentielle. Voici un examen approfondi de son importance.

1. Une technologie en constante évolution
L'un des aspects les plus marquants de la radiologie est son rythme rapide de progrès technologique. Des machines d'imagerie plus précises aux logiciels d'analyse sophistiqués en passant par l'intégration de l'intelligence artificielle, rester à jour est crucial. La formation continue offre aux professionnels les compétences nécessaires pour maîtriser ces outils.

2. Amélioration de la qualité des soins
Avec une meilleure connaissance et une formation approfondie, les infirmières peuvent offrir des soins de meilleure qualité. Comprendre les nuances des nouvelles techniques ou des meilleures pratiques peut faire la différence entre un diagnostic précis et une erreur potentielle.

3. Réduction des risques
La radiologie, bien qu'incroyablement bénéfique, comporte des risques, notamment en ce qui concerne l'exposition

aux radiations. Une formation continue permet aux professionnels de comprendre ces risques et d'apprendre les meilleures méthodes pour les minimiser.

4. Valorisation professionnelle
Dans un domaine compétitif, se démarquer est essentiel. Les infirmières qui s'investissent dans leur formation continue montrent un engagement envers leur profession, ce qui peut ouvrir des portes à des opportunités avancées ou à des spécialisations.

5. Répondre aux exigences réglementaires
De nombreux pays ou régions ont des exigences spécifiques en matière de formation continue pour les professionnels de la santé. Se tenir informé et respecter ces critères est essentiel pour maintenir sa licence ou sa certification.

6. Engagement envers le patient
Les patients s'attendent à recevoir des soins de la plus haute qualité possible. En investissant dans la formation continue, les infirmières démontrent leur engagement à offrir des soins exceptionnels, renforçant ainsi la confiance du patient.

7. Adaptabilité à l'évolution des besoins des patients
Avec l'évolution des maladies et des affections, la manière dont nous les diagnostiquons et les traitons change également. La formation continue prépare les infirmières à s'adapter à ces changements, garantissant ainsi une prise en charge optimale du patient.

La formation continue en radiologie n'est pas un luxe, mais une nécessité. Elle incarne l'engagement du professionnel à exceller, à se renouveler et à offrir les meilleurs soins possibles. Dans un monde où la technologie et les méthodes évoluent rapidement, se tenir informé est la clé du succès et de l'excellence en matière de soins de santé.

Spécialisation et certification en radiologie

La radiologie est un vaste domaine offrant un éventail de spécialités qui permettent aux infirmières et aux technologues de se concentrer sur des domaines spécifiques. Si tous les professionnels en radiologie partagent un ensemble de compétences fondamentales, la spécialisation permet d'approfondir les connaissances dans des domaines précis, d'améliorer la qualité des soins et d'ouvrir des portes à des opportunités avancées. La certification est souvent un gage de cette expertise.

1. Pourquoi se spécialiser?

   Expertise approfondie : La spécialisation permet de développer des compétences pointues dans un domaine particulier de la radiologie, qu'il s'agisse de l'IRM, de la mammographie, de la radiologie interventionnelle, etc.

   Opportunités professionnelles : Une spécialisation peut conduire à des rôles de leadership, à des postes d'enseignement ou à des recherches dans des domaines spécifiques.

   Satisfaction professionnelle : Maîtriser un sous-domaine particulier peut offrir une profonde satisfaction en contribuant à l'avancement de la profession.

2. Les domaines de spécialisation courants

   Radiologie interventionnelle : Une discipline axée sur l'utilisation d'images pour guider des interventions médicales mini-invasives.

   Mammographie : Concentration sur l'imagerie du sein pour détecter les cancers et autres anomalies.

   Imagerie pédiatrique : Radiologie spécifiquement adaptée aux besoins des enfants.

   Neuroradiologie : Imagerie du système nerveux, incluant le cerveau, la moelle épinière et les nerfs.

Radiologie musculo-squelettique : Concentré sur les os, les articulations et les tissus mous associés.

3. Le processus de certification

Formation avancée : Avant de prétendre à une certification, il est souvent nécessaire de suivre une formation supplémentaire, qu'il s'agisse de cours, d'ateliers ou de programmes de résidence.

Examen : La certification nécessite généralement de réussir un examen spécifique au domaine de spécialisation.

Renouvellement : Comme pour la plupart des certifications professionnelles, il peut être nécessaire de renouveler régulièrement sa certification, ce qui implique souvent une formation continue.

4. L'importance de la certification

Reconnaissance professionnelle : Une certification est un gage de compétence dans un domaine donné et est souvent recherchée par les employeurs.

Amélioration de la qualité des soins : La certification garantit que le professionnel dispose des connaissances et des compétences nécessaires pour fournir des soins de haute qualité.

Engagement envers la profession : La recherche d'une certification montre un engagement à exceller dans le domaine de la radiologie.

Se spécialiser et obtenir une certification en radiologie sont des démarches qui permettent aux infirmières et aux technologues de se démarquer dans leur domaine, d'offrir des soins exceptionnels et de s'épanouir professionnellement. Dans un secteur médical en constante évolution, s'efforcer d'atteindre l'excellence est toujours une priorité.

Bien-être et gestion du stress : Prendre soin de soi pour prendre soin des autres

Le domaine médical, avec sa nature exigeante et ses responsabilités souvent lourdes, peut exercer une pression considérable sur les professionnels de santé. Pour les infirmières en radiologie, où la précision, la patience et la compassion sont essentielles, le bien-être personnel n'est pas seulement un luxe, mais une nécessité. Dans ce chapitre, nous plongeons dans l'importance de prendre soin de soi pour être en mesure de prendre soin des autres.

1. Reconnaître le burn-out et le stress professionnel
   - **Symptômes du burn-out :** Épuisement émotionnel, cynisme, sentiment d'inefficacité, et des symptômes physiques tels que fatigue, troubles du sommeil et maux de tête.
   - **Facteurs de risque :** Longues heures, manque de soutien, pression pour des diagnostics précis, et le besoin constant d'empathie envers les patients.
2. Importance de l'équilibre travail-vie personnelle
   - **Définition :** L'équilibre travail-vie personnelle est la capacité à partager son temps et ses ressources entre les obligations professionnelles et personnelles.
   - **Conséquences de l'absence d'équilibre :** Épuisement, relations personnelles tendues, diminution de la qualité des soins, et risques pour la santé.
3. Stratégies de gestion du stress
   - **Techniques de relaxation :** Méditation, yoga, techniques de respiration profonde, et la visualisation.
   - **Passer du temps de qualité :** Valoriser les pauses, prendre des vacances, passer du temps avec ses proches et s'adonner à des loisirs.

Établir des limites : Savoir dire non, déléguer les tâches, et prendre des pauses régulières.

4. Importance de la santé physique

Alimentation équilibrée : Manger une variété d'aliments, éviter les excès et rester hydraté.

Activité physique : Intégrer l'exercice dans sa routine, que ce soit une promenade rapide, du jogging, de la danse, ou toute autre activité qui fait bouger.

Sommeil : Valoriser un sommeil de qualité, maintenir un horaire de sommeil régulier et créer un environnement propice au repos.

5. La santé mentale et émotionnelle

Soutien social : Partager ses préoccupations avec des collègues, des amis ou de la famille, et ne pas hésiter à chercher de l'aide professionnelle.

Hobbies et loisirs : Trouver des activités qui détendent et passionnent, que ce soit la lecture, l'art, la musique ou la cuisine.

Formation en résilience : Développer une capacité à rebondir après des situations difficiles, à travers des techniques de gestion du stress et une vision positive.

Prendre soin de soi n'est pas un acte égoïste, mais une nécessité pour ceux qui sont au front des soins aux patients. En valorisant le bien-être et la gestion du stress, les infirmières en radiologie peuvent non seulement améliorer leur qualité de vie, mais aussi la qualité des soins qu'elles fournissent. Après tout, un soignant bien reposé, équilibré et heureux est un soignant efficace.

Conclusion :

Réflexions finales :
L'impact de l'infirmière en radiologie

En parcourant les multiples facettes du rôle de l'infirmière en radiologie, on découvre rapidement qu'il ne s'agit pas simplement d'un métier technique. C'est une vocation qui exige à la fois compétence et compassion, précision et patience. Dans ce chapitre de clôture, nous cherchons à mettre en lumière l'impact profond que ces professionnels de la santé ont, non seulement sur la médecine, mais aussi sur la vie de chaque patient qu'ils rencontrent.

1. Plus qu'une simple technique
L'infirmière en radiologie est la charnière entre la technologie médicale et le patient. Elle n'est pas seulement celle qui positionne le patient ou qui administre un produit de contraste. Elle est aussi celle qui rassure, écoute et guide. Sa capacité à allier maîtrise technique et toucher humain fait toute la différence.

2. Un impact durable sur les patients
L'image peut diagnostiquer, mais c'est le soignant qui guérit. Les patients se souviennent souvent moins de la machine que de l'infirmière qui les a soutenus pendant une procédure. Ce moment de compassion, cet échange rassurant, cette main tenue fermement peuvent laisser une impression indélébile.

3. Le rôle pivot dans une équipe multidisciplinaire
Au sein d'une clinique ou d'un hôpital, l'infirmière en radiologie est souvent le lien entre plusieurs spécialistes. Elle collabore avec des radiologues, des technologues, des médecins référents et d'autres professionnels pour assurer

une prise en charge complète du patient. Sa polyvalence et sa capacité à communiquer efficacement sont essentielles à la réussite du parcours de soins.

4. L'évolution constante du métier

À l'ère du numérique et de l'intelligence artificielle, le domaine de la radiologie est en perpétuelle évolution. L'infirmière en radiologie ne se contente pas d'acquérir des compétences ; elle continue de s'adapter, d'apprendre et de grandir. Son dévouement à la formation continue est un témoignage de son engagement envers l'excellence professionnelle.

5. Un héritage d'humanité dans un monde de technologie

Si la technologie évolue, les besoins fondamentaux de l'humanité - être écouté, compris, rassuré - restent constants. L'infirmière en radiologie, malgré les avancées techniques, reste un rappel poignant que la médecine, à son cœur, est un art d'humanité.

En réfléchissant à l'impact de l'infirmière en radiologie, on est amené à reconnaître que chaque geste, chaque mot, chaque action a un poids. Ce livre a tenté de couvrir la profondeur et la complexité de cette profession, mais au final, l'essence du métier réside dans ces moments intangibles d'humanité. C'est un appel à chaque infirmière en radiologie à embrasser pleinement son rôle, car elle façonne non seulement l'avenir de la médecine, mais aussi les cœurs et les esprits de ceux qu'elle sert.

Ressources supplémentaires : Où en apprendre plus

Se lancer dans l'univers de la radiologie, c'est embarquer pour un voyage d'apprentissage continu. Afin d'aider nos lecteurs à naviguer dans ce vaste océan d'informations, nous avons compilé une liste de ressources essentielles qui vous fourniront une profondeur et une perspective supplémentaires sur les sujets abordés dans ce livre.

1. Livres et Publications spécialisées

"Essentials of Radiographic Physics and Imaging" par James Johnston et Terri L. Fauber : Un livre complet sur les bases de la radiologie.

"Radiology Nursing: Scope and Standards of Practice" : Un guide essentiel pour les infirmières en radiologie.

"Journal of Radiology Nursing" : Une revue académique spécialisée qui couvre les dernières recherches et les meilleures pratiques.

2. Sites Web et Plateformes éducatives

RadiologyInfo.org : Géré par l'American College of Radiology (ACR) et la Radiological Society of North America (RSNA), ce site offre une pléthore d'informations pour les patients et les professionnels.

AuntMinnie.com : Un portail d'actualités et de formation continue pour les professionnels de la radiologie.

RSNA.org : Le site officiel de la Radiological Society of North America offre des ressources éducatives, des actualités et des informations sur les événements à venir.

3. Organisations et Associations

American College of Radiology (ACR) : Une organisation majeure qui offre des certifications, des formations et des ressources pour les professionnels.

Association for Radiologic & Imaging Nursing (ARIN) : Dédiée aux infirmières en radiologie, elle offre des opportunités de formation, de certification et de réseautage.

4. Conférences et Séminaires

RSNA Annual Meeting : Un événement incontournable pour les professionnels de la radiologie, il présente les dernières avancées technologiques, des sessions éducatives et des opportunités de réseautage.

European Congress of Radiology (ECR) : Un événement similaire à la RSNA, mais axé sur l'Europe.

5. Cours en ligne et Webinaires

Radiopaedia.org : Une ressource en ligne gratuite pour l'apprentissage radiologique avec des cours, des quiz et des articles.

Coursera & edX : Ces plateformes d'apprentissage en ligne offrent des cours liés à la radiologie, conçus par des universités et des institutions de renom.

6. Podcasts et Vidéos

Radiology Firing Line (RFL) : Un podcast offrant des interviews avec des experts et des leaders d'opinion dans le domaine de la radiologie.

Radiology Channel on YouTube : Des vidéos éducatives, des démonstrations et des interviews pour compléter votre apprentissage.

Dans un domaine en constante évolution comme la radiologie, il est crucial de rester à jour et informé. Nous espérons que ces ressources vous serviront de tremplin pour approfondir vos connaissances et enrichir votre carrière.

Remerciements :
Ceux qui rendent notre travail possible

Écrire ce livre n'a pas été une mince affaire, et le parcours pour y arriver a été pavé d'expériences, d'apprentissages et de collaborations inestimables. Au-delà des pages de cet ouvrage, il y a une multitude d'individus dont le soutien, la persévérance et les contributions ont rendu cette aventure possible. Il est temps de leur témoigner toute ma gratitude.

À mes mentors
Aux radiologues et professionnels de santé qui m'ont guidé à travers les intricacités de la radiologie et partagé leur sagesse clinique, un immense merci. Votre passion pour le métier m'a inspiré à chaque étape.

À toutes les infirmières en radiologie
Chaque témoignage, chaque histoire partagée a été une brique dans la construction de ce livre. Votre dévouement au bien-être des patients est le cœur battant de notre profession. Vos anecdotes et expériences ont donné vie à ce texte.

À l'équipe éditoriale
Merci pour votre patience infinie, vos retours constructifs et votre capacité à transformer mes mots en un récit fluide et accessible. Sans vous, ce livre ne serait qu'un ensemble de notes éparpillées.

Aux patients
Pour votre confiance et votre courage, pour chaque question posée, chaque sourire partagé, chaque larme versée, je vous suis éternellement reconnaissant. Vous êtes le rappel quotidien de pourquoi nous faisons ce que nous faisons.

À ma famille et mes amis
Pour votre soutien indéfectible, pour avoir été ma bouée de sauvetage lors des moments difficiles, pour avoir célébré chaque petite victoire, je vous dois tout. Votre amour et votre encouragement m'ont porté.

À vous, chers lecteurs
Enfin, merci à vous, qui tenez ce livre entre vos mains. Que vous soyez un novice curieux ou un vétéran du domaine, j'espère que ce guide vous sera utile et enrichira votre compréhension de la radiologie. Votre quête de connaissance est la raison d'être de cet ouvrage.

La radiologie, comme tous les domaines médicaux, est un travail d'équipe. Cette œuvre est le reflet de cette collaboration. À tous ceux qui ont croisé mon chemin et ont rendu ce voyage inoubliable, du fond du cœur, merci.

Glossaire des termes clés

Angiographie : Technique d'imagerie qui utilise des rayons X pour visualiser les vaisseaux sanguins.

Biométrie : Mesure des caractéristiques physiques ou biologiques.

CT (ou TDM) : Tomodensitométrie, également connue sous le nom de scanner, est une technique d'imagerie qui utilise des rayons X pour créer des images détaillées des organes, des os et d'autres tissus.

Densitométrie : Mesure de la densité, souvent utilisée pour évaluer la densité osseuse.

Échographie : Technique d'imagerie qui utilise des ondes sonores pour créer des images des organes internes.

Fluoroscopie : Technique d'imagerie qui utilise des rayons X pour obtenir des images en temps réel, souvent utilisée lors de procédures médicales.

IRM : Imagerie par résonance magnétique, une technique d'imagerie qui utilise des champs magnétiques pour obtenir des images détaillées.

Isotope : Forme d'un élément avec le même nombre de protons mais un nombre différent de neutrons.

Mammographie : Examen radiologique des seins, utilisé principalement pour le dépistage du cancer du sein.

PACS : Système d'archivage et de communication des images. Il s'agit d'un système informatique qui stocke, retrouve, distribue et présente les images médicales.

Radiographie : Technique d'imagerie qui utilise des rayons X pour visualiser les structures internes du corps.

Radioprotection : Ensemble des moyens de protection contre les rayonnements ionisants.

Scanner : Voir CT/TDM.

Téléradiologie : Pratique de la radiologie à distance, où les images sont transmises d'un lieu à un autre pour interprétation et/ou consultation.

Thermographie : Technique d'imagerie qui détecte la chaleur pour créer une "image" de la distribution de la température d'une zone du corps.

Ultrasons : Ondes sonores de haute fréquence utilisées en échographie.

Ce glossaire fournit une vue d'ensemble des termes couramment utilisés en radiologie. Pour une définition plus approfondie ou des informations sur des termes spécifiques non inclus ici, il est recommandé de consulter des ressources spécialisées dans le domaine de la radiologie.

Références scientifiques et médicales

Bushberg, J. T., Seibert, J. A., Leidholdt Jr, E. M., & Boone, J. M. (2011). *The Essential Physics of Medical Imaging* (3e éd.). Lippincott Williams & Wilkins.

Cherry, S. R., Sorenson, J. A., & Phelps, M. E. (2012). *Physics in Nuclear Medicine* (4e éd.). Elsevier.

Hendee, W. R., & Ritenour, E. R. (2002). *Medical Imaging Physics* (4e éd.). Wiley-Liss.

Huda, W. (2008). *Review of Radiologic Physics* (3e éd.). Lippincott Williams & Wilkins.

Kremkau, F. W. (2015). Diagnostic Ultrasound: Principles and Instruments (8e éd.). Elsevier.

McQuillen Martensen, R. (2014). *Radiographic Image Analysis* (4e éd.). Elsevier.

Mettler Jr, F. A., & Guiberteau, M. J. (2011). *Essentials of Nuclear Medicine Imaging* (6e éd.). Elsevier.

Mitchell, C., & Haroun, L. (2018). Introduction to the Role of Medical Imaging in Diagnosis and Treatment. Oxford University Press.

Prokop, M., Galanski, M., & Schaefer-Prokop, C. (2003). *Spiral and Multislice Computed Tomography of the Body*. Thieme.

Ramachandran, R., & Swamiathan, V. (2016). Diagnostic Radiology: Recent Advances and Applied Physics in Imaging. Jaypee Brothers Medical Publishers.

Samei, E., & Flynn, M. J. (2013). Handbook of Medical Imaging: Volume 1. Physics and Psychophysics. SPIE Press.

Suetens, P. (2009). *Fundamentals of Medical Imaging* (2e éd.). Cambridge University Press.

Thrall, J. H., & Ziessman, H. A. (2017). *Nuclear Medicine: The Requisites* (4e éd.). Elsevier.

Ces références sont des exemples de ressources majeures utilisées par les professionnels de la radiologie. Pour des informations détaillées sur des sujets spécifiques, il est recommandé de consulter ces ouvrages ou d'autres publications spécialisées dans le domaine de la radiologie. Il est également conseillé de consulter régulièrement les dernières éditions et les revues spécialisées pour rester à jour avec les avancées dans le domaine.

Bonnefoy, O., & Favelle, O. (2016). Manuel de radiologie à l'usage des étudiants. Elsevier Masson.

Burgener, F., Kormano, M., & Pudas, T. (2014). *Atlas de poche de Radiologie clinique*. Paris: Flammarion.

Chabrot, P., & Boyer, L. (2018). Imagerie en coupes du cœur et des vaisseaux : Compte rendu des 5e rencontres de la SFC et de la SFR : Paris, 14 et 15 mars 2013. Springer.

Darai, E., Bazot, M., & Thomassin-Naggara, I. (2015). *Imagerie de la femme.* Paris: Lavoisier.

Delmas, V., & Delmas, A. (2016). Anatomie médicale : Aspects fondamentaux et applications cliniques. Paris: Maloine.

Grenier, P., Lacombe, P., & Manelfe, C. (2017). *Imagerie en urgence*. Elsevier Masson.

Hangard, C., & L'Her, P. (2015). *Urgences radiologiques.* Paris: Elsevier.

Menu, Y., & Cadranel, J. (2019). *Imagerie digestive.* Paris: Lavoisier.

Perlemuter, L., & Lewin, M. (2018). *Guide clinique d'odontologie.* Paris: Elsevier Masson.

Taourel, P., & Dauzat, M. (2014). *Imagerie du thorax.* Paris: Lavoisier.

Tardivon, A., & Athanasiou, A. (2016). *Imagerie mammaire.* Paris: Lavoisier.

Varoquaux, A., & Barral, M. (2015). *Atlas d'imagerie génito-urinaire.* Springer.

Vialle, R., & Dimeglio, A. (2017). *Radiologie en orthopédie.* Elsevier Masson.

Les ouvrages listés sont des références francophones majeures pour les professionnels de la radiologie. Pour une compréhension approfondie de certains sujets, il est recommandé de consulter ces livres ou d'autres publications spécialisées en français dans le domaine de la radiologie. Pour être à jour avec les avancées et les découvertes, il est aussi conseillé de suivre les publications récentes et les revues francophones spécialisées en radiologie.

Informations sur les associations professionnelles et les conférences

Le monde de la radiologie est dense, avec de nombreuses associations professionnelles qui jouent un rôle crucial dans la formation, la certification, et le réseau professionnel des infirmières en radiologie. Ces associations organisent également des conférences qui permettent d'échanger sur les avancées techniques, cliniques et de recherche.

Associations professionnelles :

Société Française de Radiologie (SFR) : C'est l'une des plus grandes associations dédiées à la radiologie en France. Elle propose de nombreux séminaires, formations et conférences tout au long de l'année.

Association des Manipulateurs en Électroradiologie Médicale (A.F.P.P.M.) : Cette association s'adresse principalement aux technologues en radiologie, mais reste une source précieuse d'informations et de formations pour tous les professionnels du domaine.

Société Française de Radioprotection (SFRP) : Elle se concentre sur les aspects de radioprotection, essentiels pour tout professionnel travaillant avec des radiations.

Conférences majeures :

Journées Francophones de Radiologie (JFR) : Organisées chaque année par la SFR, ces journées rassemblent des professionnels de toute la francophonie pour échanger sur les avancées en matière de techniques d'imagerie, de diagnostic, etc.

Congrès de l'A.F.P.P.M. : Une rencontre annuelle destinée à tous les manipulateurs en électroradiologie médicale, offrant des ateliers, des présentations et des opportunités de réseautage.

Séminaires de la SFRP : Des séminaires qui abordent la radioprotection sous tous ses aspects, avec des interventions de spécialistes reconnus dans le domaine.

Publications et revues :

La Revue de l'Imagerie Médicale : Publiée par la SFR, cette revue traite de tous les aspects de la radiologie, avec des articles de recherche, des revues, et des cas d'études.

Radioprotection : C'est la revue officielle de la SFRP. Elle publie des articles sur tous les aspects de la radioprotection, de la recherche fondamentale à la pratique clinique.

Autres ressources :

De nombreux hôpitaux, universités et autres institutions proposent des formations continues, des webinaires, et d'autres opportunités d'éducation pour les professionnels de la radiologie.

Des plateformes en ligne telles que Radiopaedia ou Medscape peuvent également offrir des ressources pédagogiques et des mises à jour sur les dernières avancées.

Il est fortement recommandé aux professionnels, notamment aux infirmières en radiologie, de s'inscrire à ces associations, d'assister à des conférences et de consulter régulièrement les publications pour rester à jour dans leur domaine.

Retrouvez chacun de mes livres publiés sur Amazon sur le lien suivant :

https://www.amazon.fr/dp/B0CP8T3K57

Pour un prix unitaire beaucoup plus intéressant, vous pouvez également acheter l'intégralité de mes livres en format e-books (pdf) sur le site internet suivant :

http://espaceformation-ide.com

Avec toute ma considération…

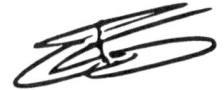

www.ingramcontent.com/pod-product-compliance
Lightning Source LLC
Chambersburg PA
CBHW072206290526
45794CB00004B/1676

* 9 7 9 8 8 6 4 9 3 4 6 4 7 *